# Süße Ideen ohne Zucker

## Über 50 Ideen
## für große und kleine Naschkatzen

von

Veronika Pichl



www.abnehmguru.de

info@abnehmguru.de

Veronika Pichl, Dixenhausen 25, 91177 Thalmässing

Cover Design: Corinna Walch, www.coramina.de



ISBN: 1499677545
ISBN-13: 978-1499677546

## Vorwort

Das große Interesse an meinem E-book „Süßes im Griff! Ausstieg aus der Süßigkeitensucht“ hat mir gezeigt, dass viele Menschen ihren Zuckerkonsum reduzieren möchten. Da aber in vielen eine hartnäckige Naschkatze sitzt, die gefüttert werden will ☺ habe ich Rezepte und Ideen gesammelt, wie man Süßes zubereiten und essen kann und das ohne raffinierten Industriezucker.

In meinen Büchern geht es immer darum, dass man Veränderungen in kleinen Schritten durchführt. Durch meine „süßen Ideen“ kann man den einen oder anderen Schokoriegel durch ein tolles Dessert ersetzen und langsam seinen Zuckerkonsum reduzieren. Der Vorteil dieser Ideen ist, dass nach dem Verzehr das Verlangen nach Süßem gestillt ist und man auch nicht schon nach der nächsten Portion giert, wie es oft bei zuckerhaltigen Süßigkeiten der Fall ist. Man fühlt sich satt und die Naschkatze ist auch zufrieden.
Die Rezepte sind mit einfachen Zutaten zusammengestellt, wie Obst, Trockenfrüchten, Honig, Ahornsirup, Nüssen, Vollkornmehlen, Bourbon-Vanille, Zimt usw.

Die Ideen sind manchmal ganz einfach und auch sehr ansprechend für Kinder z.B. die Ananas-Pommes mit Himbeer-Ketchup. Auch der Schokopudding ohne Zucker war bei meinen Kindern der Hit.

Die Zutatenliste ist sehr einfach gehalten, damit das Einkaufen nicht zum Marathon wird. Obst, Trockenfrüchte, Ahornsirup, Nüsse, Vollkornmehle, Bourbon-Vanille, Zimt usw. Die verwendeten Vollkornmehle wie Dinkel, Weizen und Buchweizen sind mittlerweile in sehr vielen Supermärkten erhältlich.

Trotz allem sind diese Schleckereien allerdings nicht kalorienfrei. Es gibt einige Rezepte, die wirklich sehr kalorienarm sind z.B. das fruchtige Eispüree, das eigentlich nur aus Früchten besteht. Kommen allerdings Mehl, Butter und Süßungsmittel ins Spiel ist das anders. Entscheidend ist immer das Maß und zu süß sollte das Leben nicht sein.

Viel Spaß beim Ausprobieren der Rezepte!

# Inhaltsverzeichnis

## Ein paar Worte zu Haushaltszucker...

Der normale Haushaltszucker wirkt sich auf die Gesundheit unseres Körpers negativ aus. Er macht müde und kann sogar Depressionen auslösen. Auch Hautkrankheiten, Menstruationsbeschwerden, Schlafstörungen und Konzentrationsschwäche können ihre Ursache in zu reichlichem Zuckergenuss haben. Das Immunsystem leidet und wir werden anfällig für Infektionskrankheiten. Das alles haben Studien ergeben. Die offensichtlichste und bekannteste Wirkung von Zucker kennen wir aber alle: Er macht dick.

Schlimm ist, dass der Zuckergenuss uns jedoch genau das Gegenteil vorgaukelt. Geht es uns schlecht, essen wir Schokolade oder andere Süßigkeiten als Seelentröster und fühlen uns besser. Der Grund dafür ist, dass Zucker fast sofort nach dem Genuss im Blut ankommt und für einen Insulinschub sorgt. Insulin wiederum regt das Gehirn an, Serotonin zu bilden, bekannt auch als Glückshormon. Aber durch die Insulinausschüttung senkt sich der Blutzuckerspiegel und wir bekommen sofort wieder Heißhunger auf Süßes.

Haushaltszucker wird hergestellt aus Zuckerrohr oder Zuckerrübe. Die Blätter dieser Pflanzen enthalten zwar Vitamine, Mineralstoffe und Spurenelemente, jedoch werden diese nicht mit verarbeitet. Somit fehlen dem Zucker all die Vitalstoffe, die unser Körper braucht. Und das ist der Grund, warum wir nach Zucker süchtig werden können. Unser Körper ist nie zufrieden mit dem, was er bekommt und das Glücksgefühl hält nicht lange vor.

## Was bietet sich als Zuckerersatz für unsere süßen Ideen an?

### Honig und Agavendicksaft

Honig und Agavendicksaft kommen vom Geschmack her unserem Haushaltszucker am nächsten. Honig wird von Bienen hergestellt, Agavendicksaft wird aus Pflanzen gewonnen. Beide enthalten einen höheren Fruchtzuckeranteil und schmecken daher süßer. Schon allein das spart Kalorien, denn man muss zum Süßen der Speisen ca. 20% weniger nehmen, also statt 100gr Zucker nur 80gr Honig oder Agavendicksaft. Von der Beschaffung her ist Honig besser zu bekommen. Agavendicksaft gibt es bei uns nur als Importware. Beides sind Naturprodukte und eignen sich gut als Zuckerersatz.

### Ahornsirup

Aus den Wäldern Kanadas kommt der Ahornsirup. Im Frühjahr wandelt sich die Stärke in den Wurzeln in Zucker um und steigt im Inneren des Baumes hoch. Durch Löcher, die in die Stämme gebohrt und mit Ausgießern versehen werden, tropft der süße Saft in Behältnisse. Dieser Saft wird zu Sirup gekocht. Es gibt ihn in verschiedenen Qualitätsklassen und zwar AA, A, B und C. Der qualitativ hochwertigste Sirup ist in der Klasse AA und fast farblos, der Geschmack ist sehr mild. Je dunkler der Sirup ist, desto intensiver, fast herb, wird der Geschmack.

Zwar enthält Ahornsirup auch rund 60% Zucker, der aus Saccharose sowie Fruktose und Glukose besteht. Trotzdem kann er als gesünder eingestuft werden als unser gewohnter Industriezucker, da er zusätzlich noch Mineralstoffe wie Kalium, Kalzium, Eisen und Magnesium enthält.

Geeignet ist Ahornsirup nicht nur für die in Amerika beliebten Pfannkuchen, man kann auch sein Müsli oder ein Haferflocken-Frühstück damit besonders lecker verfeinern. Verwendbar ist Ahornsirup prinzipiell da, wo man auch Honig nehmen würde.

### Obst und Trockenfrüchte

Durch das Verwenden von Obst als Süßungsmittel nehmen wir gleichzeitig auch Ballaststoffe, Vitamine, Mineralstoffe und Enzyme zu uns.

Auch Trockenfrüchte eignen sich sehr gut zum Süßen. Durch den Trocknungsprozess wird den Früchten Wasser entzogen. Da der Fruchtzucker viel konzentrierter ist, benötigt man weniger und spart somit Kalorien. Auch bei Trockenfrüchten (professionell und schonend getrocknet) sind die positiven Inhaltsstoffe des Obstes enthalten.

## Ein paar Worte zu Weißmehl...

Studien haben ergeben, dass sich Weißmehl sehr ungünstig auf unsere Gesundheit auswirkt. Der Verzehr von Weißmehl-Produkten fördert die Entstehung von Arteriosklerose, Herz- und Kreislauferkrankungen und Diabetes. Selbst rheumatische Gelenkbeschwerden besserten sich, nachdem keine Weißmehl-Produkte mehr verzehrt wurden.

Der Grund dafür ist, dass Weißmehl ein isoliertes Produkt mit hohem Kohlenhydratanteil ist, jedoch keine Ballaststoffe enthält. Im Dünndarm wird die Stärke des Weißmehls in Zucker aufgespalten und treibt genau wie normaler Haushaltszucker den Blutzuckerspiegel in die Höhe.
Bei Untersuchungen von Diabetes-Kranken wurde festgestellt, das Gluten – ein Bestandteil des Weizens – das Eiweiß Gliadin enthält. Dieses Gliadin wirkt wie ein süchtig machendes Rauschgift und steigert das Verlangen nach Weißmehl-Produkten. Werden aber viele Backwaren mit hohem Weißmehlanteil verzehrt, wird man dick.

## Welche Mehle werden bei unseren „süßen Ideen“ verwendet?

### Weizenvollkornmehl

Vollkornmehl ist dem weißen Mehl vorzuziehen, da es – wie der Name sagt – aus dem vollen Korn gemahlen wird. Daher sind in Vollkornmehl größtenteils auch die Nährstoffe und Vitamine enthalten, die in der Schale und im Keim enthalten sind und zusätzlich Ballaststoffe. Weizenvollkornmehl enthält unter anderem die Vitamine K, B1, B6 sowie Niacin, Pantothensäure, Kalium, Phosphor, Magnesium, Eisen, Zink, Kupfer und Mangan.
Bei der Verarbeitung von Weizenvollkornmehl muss beachtet werden, dass es aufgrund seiner Schwere etwas mehr Flüssigkeit und evtl. eine Prise mehr Backpulver benötigt.

### Dinkelvollkornmehl

Dinkel ist mit Weizen verwandt und hat einen leicht nussigen und aromatischeren Geschmack. Trotz des höheren Glutengehalts (Klebereiweiß) ist es wegen der anderen Zusammensetzung der Eiweiße bekömmlicher. Wer mit Weizen Probleme hat, kann Dinkel besser vertragen, jedoch ist es bei einer Glutenunverträglichkeit nicht zu empfehlen.
Außer einem höheren Anteil an Mineralstoffen wie Zink, Selen, Kupfer, ungesättigten Fettsäuren, den Vitaminen A1, B1, B2, D und E ist in Dinkel auch höherwertiges Eiweiß enthalten als in Weizen. Ebenso ist die Aufnahme von Schwermetallen bei Dinkel geringer. Dinkelvollkornmehl nutzt man am besten für Kuchen, Kleingebäck, Fladen und Brot.

### Buchweizenvollkornmehl

Eigentlich ist Buchweizen ein Knöterichgewächs und kein Getreide. Es enthält kein Gluten, aber viel hochwertiges Eiweiß, Kalium, Eisen, Kalzium, Magnesium, Kieselsäure sowie die Vitamine B1, B2 und E.
Aufgrund des leicht nussigen Geschmacks eignet es sich gut für die Herstellung von Waffeln, Keksen, Pfannkuchen und Süßspeisen. Da Buchweizenvollkornmehl komplett glutenfrei ist, muss es zum Backen von Brot, Brötchen oder Kuchen mit anderen Mehlen, zum Beispiel Dinkelvollkornmehl gemischt werden. Bei einer bestehenden Glutenunverträglichkeit ist es dann zwar auch – wie das Dinkelvollkornmehl - nicht mehr empfehlenswert, kann aber bei Problemen mit Weizen helfen.

## Noch ein paar Worte zu den Rezepten

„Temperaturausgleich“:
Bei den Rezepten wird in Zusammenhang mit Gelatine von Temperaturausgleich gesprochen. Ganz einfach erklärt an einem Beispiel: Man hebt die warme Gelatine vorsichtig unter eine kalte Masse wie einer Joghurtcreme. Wer es genauer nachlesen möchte, kann das z.B. unter folgendem Link:
http://www.lecker.de/backen/artikel-2493250-backen/Gelatine-aufloesen-so-geht-s.html
Zeichenerklärung:
TL = Teelöffel
EL = Esslöffel
Msp. = Messerspitze
Wenn in den Rezepten von „Vanille“ gesprochen wird, ist von frischer Vanille die Rede z.B. das Mark einer Vanilleschote oder aus einer Bourbon-Vanille-Mühle.

*Backen im Ofen:*
Die Angaben zur Backzeit können je nach Größe der Backwaren variieren.
Beispiel: Die einen machen große Kleckse auf das Backblech die anderen kleine. Es ist schwierig dafür eine allgemein gültige Backzeit zu finden. Bitte gerade beim ersten Mal nachbacken aufmerksam sein und die Backzeit evtl. anpassen.

Falls in den Rezepten nicht anders angegeben, empfehle ich das Backen mit Heißluft. Die Backzeit gilt für einen vorgeheizten Backofen.

*Portionsgröße:*
Die Rezepte sind oft für kleinere Portionen bzw. Formen ausgelegt. Das hat zwei Gründe:

1. Durch das Verwenden von Zutaten wie Vollkornmehl, Trockenfrüchte und anderen Süßungsmitteln ergibt sich auch ein anderer Geschmack, als man ihn z.B. mit Backwaren aus Weißmehl und Zucker gewohnt ist. Man sollte also vielleicht erst mal eine kleinere Menge ausprobieren. Die Rezepte sind Vorschläge, die man aber natürlich nach individuellem Geschmack selbst variieren kann. Auch bei herkömmlichen Rezepten kann ein Kuchen "zu süß" für das eigene Empfinden sein und man reduziert beim nächsten Mal die Zuckermenge. Backwaren aus Vollkornmehl machen auch schneller satt.
2. Trotz allem sollten süße Sachen in kleinen Mengen genossen werden, für die Gesundheit und evtl. während einer Gewichtsreduktion. Falls man natürlich für mehrere Personen oder auch für mehrere Tage vorbereitet bzw. einfriert, kann man die Mengenangaben einfach dementsprechend abändern.

*Zubereitungszeit*
Sollte eine Vorarbeit für das Rezept nötig sein, z.B. das Einweichen von Cashewkernen über Nacht, wird das immer noch vor der Zutatenliste erwähnt. Natürlich empfiehlt es sich, jedes Rezept erst einmal ganz durchzulesen, um sich einen Überblick über den genauen Ablauf zu verschaffen.

*Kalorienangaben/ Für Abnehmer:*
Auf Kalorienangaben habe ich verzichtet. Zum einen ist „ein Stück Kuchen“ ein sehr weiter Begriff, zum anderen finde ich das Aufschreiben und Rechnen mit Kalorien sehr zeitintensiv und man neigt dazu, es schnell wieder aufzugeben. Ich bin aber überzeugte Ernährungstagebuch-Schreiberin was das Abnehmen betrifft (siehe auch „Abnehmguru – Mit Achtsamkeit und Motivation zur Wunschfigur“ und „Mein Abnehmplaner“). Wichtig ist meiner Meinung nach das Bewusstmachen, was man tagsüber so zu sich nimmt. Mein Vorschlag für dein Ernährungstagebuch: Markiere es als Süßigkeit und versuche nur eine kleine Portion Süßes pro Tag einzubauen. Wer seine Kalorien genau berechnen und aufschreiben möchte, kann dafür z.B. diesen praktischen Rechner nutzen: www.food-rechner.de.

## Meine persönliche Meinung....

Bevor es mit den Rezepten losgeht, möchte ich noch das Thema Zucker und Alternativen ansprechen. Eigentlich sind sich alle ziemlich einig darüber, dass man den Konsum von raffiniertem Haushaltszucker einschränken sollte. Die Alternativen wie Ahornsirup, Akaziendicksaft, Bienenhonig, Trockenfrüchte werden aber auch heiß diskutiert und die Meinungen gehen stark auseinander. Was ist besser, was ist nicht so geeignet... Jeder sagt und schreibt etwas anderes. Obst ist meiner Meinung nach eine gesunde Quelle der Süße. Allerdings für Menschen mit Fructoseintoleranz eher ungeeignet.
Die Rezepte sind meine persönliche Empfehlung, andere Süßungsmöglichkeiten auszuprobieren und vollwertiger (mit Vollkornmehlen) zu backen. Ich finde, mit diesen süßen Ideen kann man den sogenannten „sugar blues“, der durch Zucker ausgelöst wird, gezielt umgehen. Man kann seinen Zuckerkonsum drosseln, ohne auf „Süßes“ verzichten zu müssen.

# Süße Haupt- und Nachspeisen

## Bratapfel

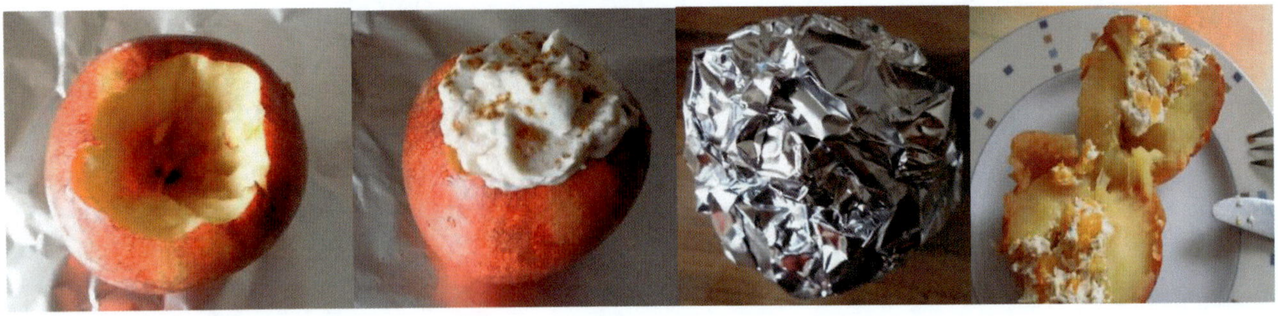

Für 1 Bratapfel

*__Zutaten:__* 1 Apfel, 1 EL Magerquark, 1 getrocknete Aprikose, klein geschnitten bzw. gehackt (oder 1 TL frisches Obst nach Wahl), 1 TL gehackte Haselnüsse, 1 Msp. Honig, 1 Msp. Zimt

*__Zubereitung:__*

- Den Apfel aushöhlen (unten geschlossen lassen).
- Die Quarkmasse aus Magerquark, Aprikosen, Haselnüssen, Honig und Zimt erstellen und in den Apfel füllen. Dann den Apfel mit Füllung in Alufolie einwickeln.
- Bei 180 °C ca. 30 Minuten backen lassen.

Dazu kann man sich eine Vanillesauce aus 2 EL Naturjoghurt, 1 Spritzer Honig und 1/2 TL Vanille (aus der Mühle oder einer Vanilleschote) erstellen.

## Apfelauflauf mit Haferkruste im Glas

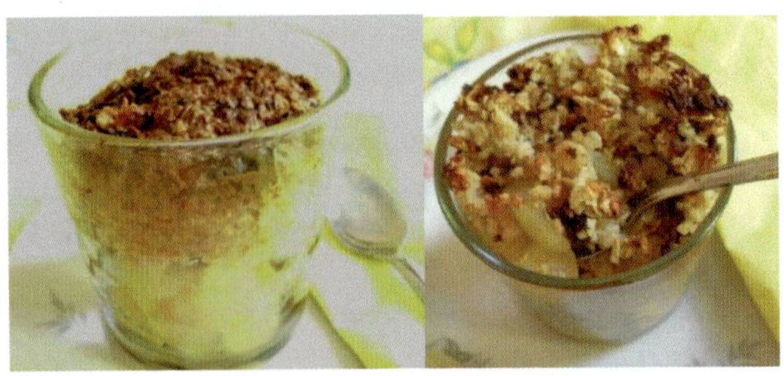

Für 4 Personen
Was man dazu benötigt: Geeignete Dessertgläser oder Marmeladengläser.
Wenn die Gläser nach dem Backen sofort verschlossen werden, sind die Portions-Aufläufe einige Tage haltbar und können so auch mitgenommen oder für einen anderen Tag vorbereitet werden.

__Zutaten:__ 3-4 Äpfel, 2 EL Rosinen, 1 Ei, 2 EL Honig, 100g feine Haferflocken

__Zubereitung:__

- Äpfel: Die Äpfel schälen, entkernen und fein würfeln.
- Mit einem EL Honig und den Rosinen vermengen und auf 4 Gläser verteilen.
- Teig: Das Ei mit 1 EL Honig creme-weiß schaumig schlagen. Die feinen Haferflocken unterheben und den Teig über die Äpfel geben.
- Bei 200°C im vorgeheizten Backofen etwa 15- 20 Minuten backen.

## Gebratene Ananas

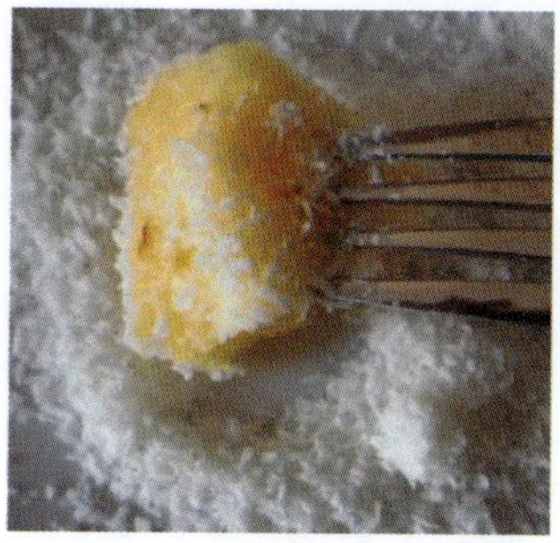
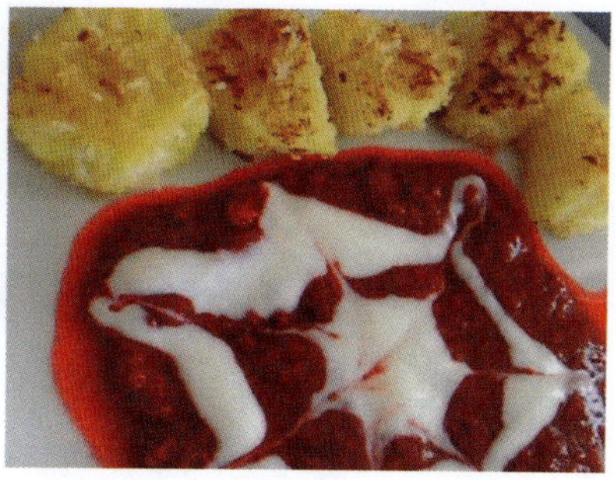

Für 1 Portion

*Zutaten:* 2 Scheiben Ananas, ½ Tasse Himbeeren, 2 EL Kokosflocken, 1 TL Butter, 1 EL Naturjoghurt, 1 Msp. Vanille (aus einer Vanillemühle oder einer Vanilleschote)

*Zubereitung:*

- Die Ananas-Scheiben ganz oder in Stücke geschnitten in Kokosflocken wälzen.
- Die Butter in der Pfanne erhitzen und die Kokos-Ananas-Scheiben/-Stücke in der Butter von beiden Seiten anbraten.
- Die Himbeeren pürieren oder mit der Gabel zerdrücken und als Beerenspiegel auf einem Teller anrichten.
- Für das „Spinnennetz" den Naturjoghurt mit der Bourbon-Vanille vermischen und davon einen Klecks in die Mitte des Beerenspiegels setzen und nochmal in etwas Abstand mit dem Löffel einen Kreis um den Klecks ziehen. Dann z.B. mit einem Zahnstocher oder einer Messerspitze von innen nach außen Streifen ziehen.

## Blaubeer-Bananen-Dessert

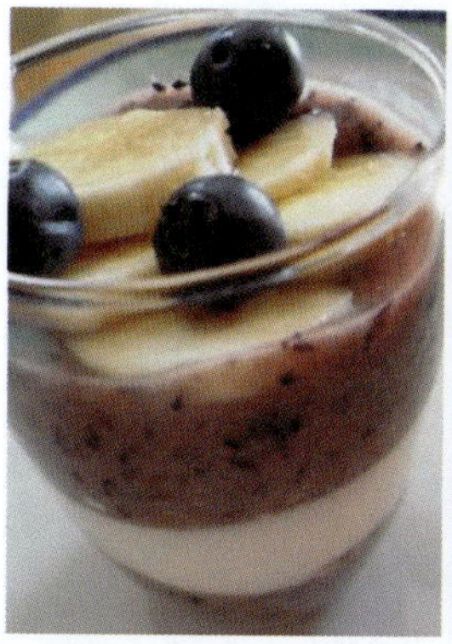
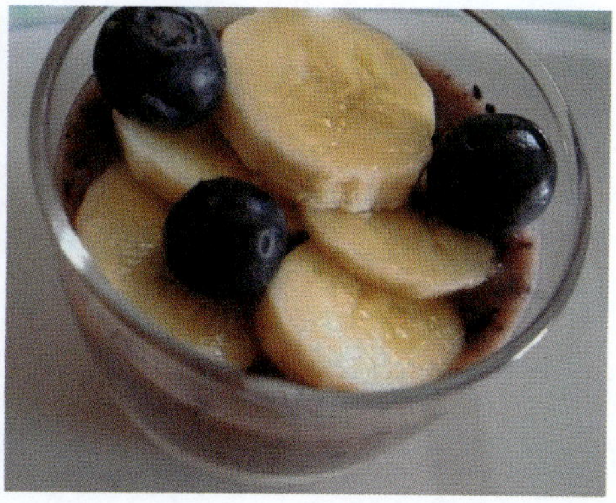

1 Portion (kleines Dessertglas)

*Zutaten:* 100 g Blaubeeren/Heidelbeeren, 1/2 gefrorene Banane (in Stücke), 100 g Naturjoghurt, Msp. Bourbon-Vanille (aus einer Vanillemühle oder Vanilleschote), evtl. 1 TL Süßungsmittel wie Agavendicksaft oder Honig
Zur Dekoration: frische Bananenscheiben und Blaubeeren/Heidelbeeren

*Zubereitung:*

- Die Blaubeeren pürieren und nach und nach die gefrorenen Bananenstücke hinzufügen und mitpürieren.
- Den Naturjoghurt mit der Vanille (und evtl. Süßungsmittel) verrühren.
- Die Blaubeer- und Joghurtcreme in die Dessertgläser einschichten (dunkel-hell) und mit frischen Bananenscheiben und Blaubeeren dekorieren.

# Sonnige Mango-Creme

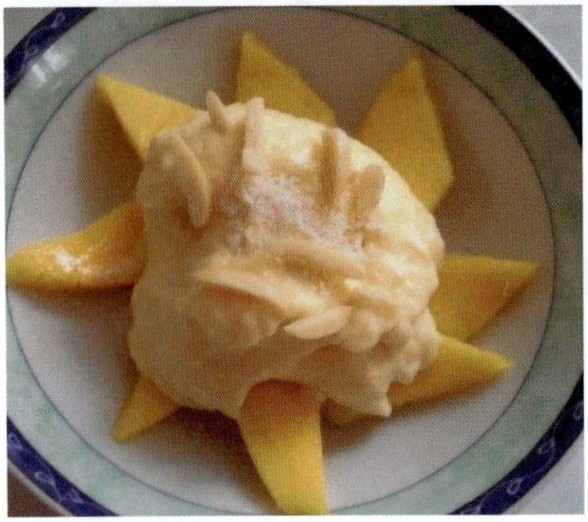

Für 1-2 Portionen

*Zutaten:* 1/2 Mango, 3 EL Magerquark, 1 EL Kokosnussmilch, Msp. Bourbon-Vanille, 1 TL Ahornsirup

*Zubereitung:*
- Auf Desserttellern mit dem Mango-Fruchtfleisch jeweils eine Sonne anrichten.
- Die restliche Mango mit den anderen Zutaten pürieren und als Klecks auf die Fruchtsonne setzen.
- Mit Kokosflocken und Mandelsplittern dekorieren.

# Kaiserschmarrn mit Dinkelvollkornmehl

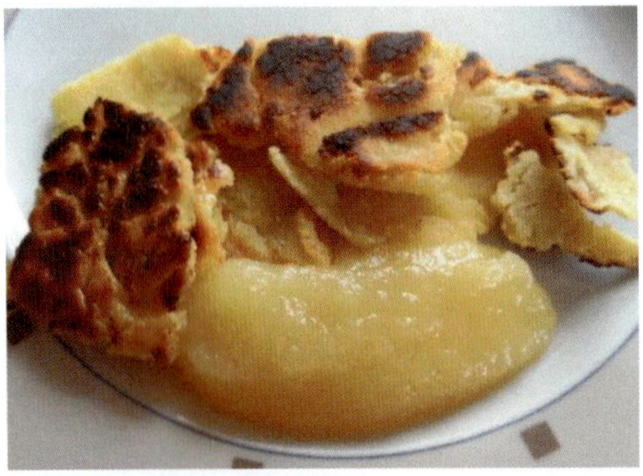

1- 2 Portionen (je nachdem ob als Haupt- oder Nachspeise verwendet)

*Zutaten:* 1 EL Butter, 100 g Dinkelvollkornmehl, 100 g Milch, 1 Ei, 1-2 EL Ahornsirup, 1 Prise Salz, 1 TL Backpulver

*Zubereitung:*
- Alle Zutaten mit dem Rührgerät oder einer Küchenmaschine verrühren.
- Die Butter in einer Pfanne erhitzen. Den flüssigen Rührteig in die Pfanne geben. Die Herdplatte auf mittlerer Hitze einstellen.
- Nachdem der Teig unten Farbe bekommt, mit dem Pfannenwender wie einen Pfannkuchen wenden. Dabei soll er gerne zerreißen. Wenn das jetzt nicht passiert, müssen wir später nachhelfen ☺
- Sobald beide Seiten angebacken sind, ist der Kaiserschmarrn fertig und kann z.B. mit selbstgemachten Apfelmus serviert werden.

## Knusperpflaumen

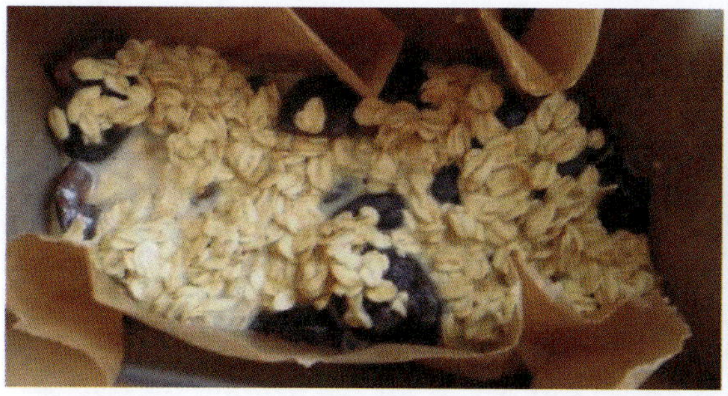
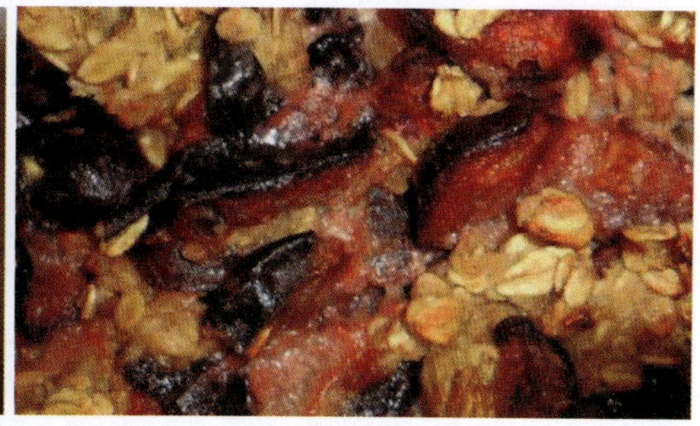

Für eine kleine Kastenform (2 Portionen als Hauptspeise, 4 Portionen als Nachspeise)

*Zutaten:* 200 g Pflaumen, 1 Ei, 1 TL Ahornsirup, 20 g Weizenvollkornmehl, 20 g weiche Butter, 40 ml Milch, 1 Prise Salz, 30 g kernige Haferflocken

*Zubereitung:*
- Die Pflaumen entsteinen, halbieren und in eine mit Backpapier ausgelegte Form geben.
- Ei, Ahornsirup, Weizenvollkornmehl, Butter, Milch und Salz zu einem flüssigen Teig verrühren.
- Die Haferflocken in den Teig mischen und dann die Masse über die Pflaumen gießen.
- Bei 180 °C ca. 35-40 Min backen.

# Energiebällchen/ Pralinen

## Aprikosen-Mandeln-Cranberry Energiebälle

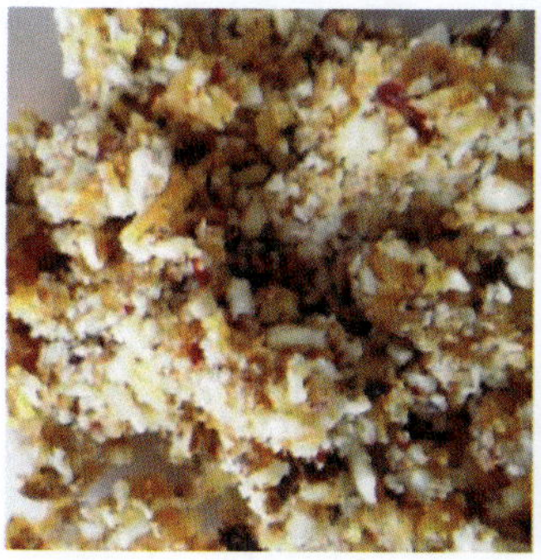
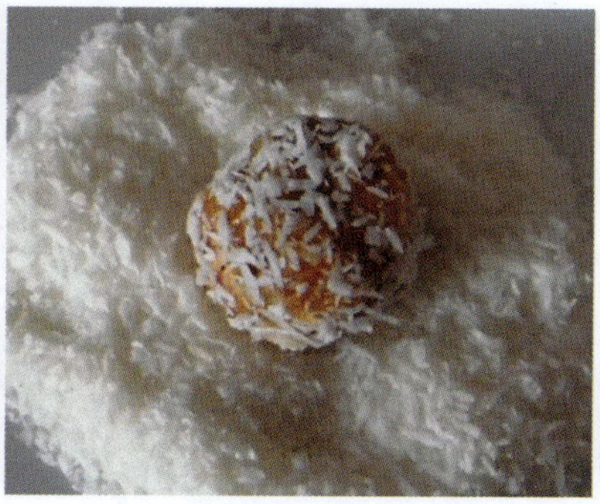
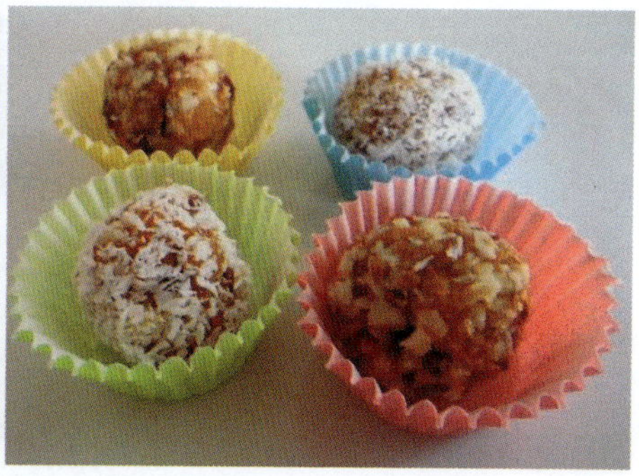

ca. 10 Kugeln

*Zutaten:* 100 g Mandeln, 70 g getrocknete Aprikosen, 30 g getrocknete Cranberries, 3-4 EL Zitronensaft (frisch), 1 EL Kokosflocken

*Zubereitung:*
- Alle Zutaten in einer Küchenmaschine/ einem Blender zerkleinern bis eine stückige, klebrige Masse entsteht.
- Die Teigmasse dann zu Kugeln formen.
- Für etwas Abwechslung kann man die frischen Bällchen in Kokosraspeln wälzen. Danach kühl stellen bzw. an der Luft trocknen lassen.

Haltbar ca. 1 Woche, wenn man sie im Kühlschrank aufbewahrt.

## Schoko-Bananen-Kugeln

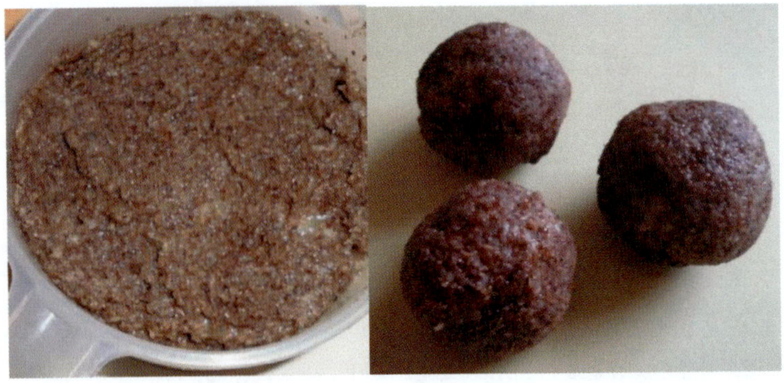

ca. 10 Stück

*Zutaten:* 1/2 reife Banane, 1 EL Saft einer Orange, 100 g Mandeln, 1 TL Kakaopulver

*Zubereitung:*
- Die Banane mit dem Orangensaft pürieren.
- Mandeln und Kakaopulver hinzugeben und gut verrühren. Danach für mind. 1 Stunde in den Kühlschrank stellen.
- Gut durchgekühlt sollte die Masse jetzt fest sein und man kann Kugeln daraus formen.
- Nochmal kühl stellen.

Variation: in gemahlenen Mandeln oder Kokosflocken wälzen.
Haltbar ca. 1 Woche, wenn man sie im Kühlschrank aufbewahrt.

## Haferflocken-Honig-Butter-Bälle

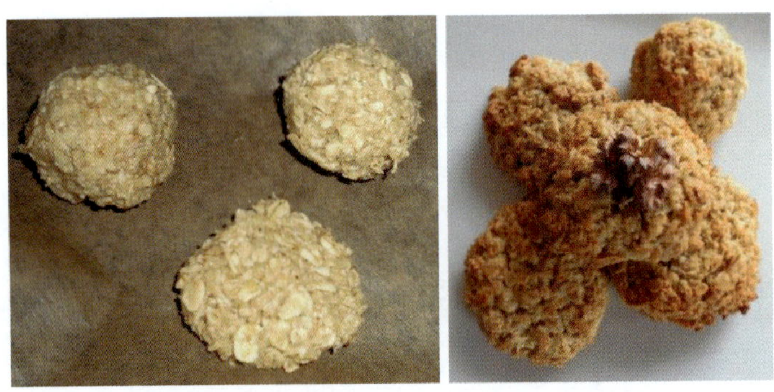

ca. 5 Stück

*Zutaten:*
4 EL Vollkornhaferflocken (z.B. 2 EL feine, 2 EL kernige), 2 EL weiche Butter, 1 EL Honig

*Zubereitung:*
- Alle Zutaten in eine Schüssel füllen und mit der Hand gut verkneten. Ist die Masse noch sehr klebrig, einfach noch Haferflocken hinzugeben.
- Bälle bzw. Kekse formen und evtl. mit einer Walnuss oder einer ganzen Mandel dekorieren.
- 10-15 Minuten bei 180 °C Heißluft backen.

## Kokos-Dattel-Bällchen (mit Ingwer)

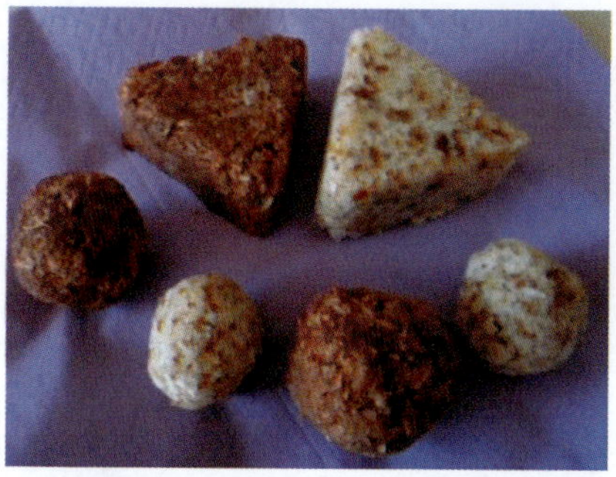 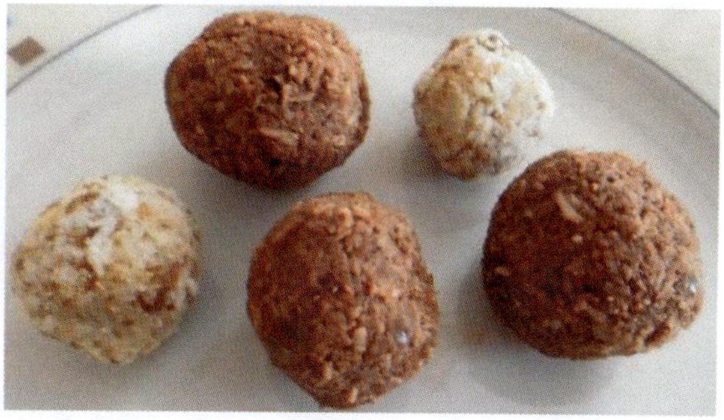

*Zutaten:* 5 getrocknete Datteln, 60 g Kokosraspeln, evtl. 1 cm frisch geriebenen Ingwer (wenn man den Geschmack von frischem Ingwer mag, ansonsten kann man ihn auch weglassen), 1 EL Zitronensaft

Für die Schokoversion folgendes zu o.g. Zutaten zugeben: 1 EL Zitronensaft, 1 EL Kakao, 1 TL Agavendicksaft

*Zubereitung:*
Alle Zutaten in der Küchenmaschine/ in einem Blender zerkleinern bis eine klebrige, stückige Masse entsteht. Diese Teigmasse dann zu Kugeln formen. Kühl stellen (hält mindestens 1 Woche im Kühlschrank).

Für die Schokoversion gibt man zu der gleichen Teigmenge noch 1 EL Zitronensaft, 1 EL Kakao und 1 TL Agavendicksaft hinzu.
Weiterer Anrichtungsvorschlag: Die Teigmasse in eine Eiswürfelform drücken, im Kühlschrank durchkühlen lassen und dann aus der Eiswürfelform holen (am besten eignen sich dafür Silikonformen). La voilá ein tolles Dreieck!

# Fruchtig

## Ananas-Pommes mit Himbeer-Ketchup

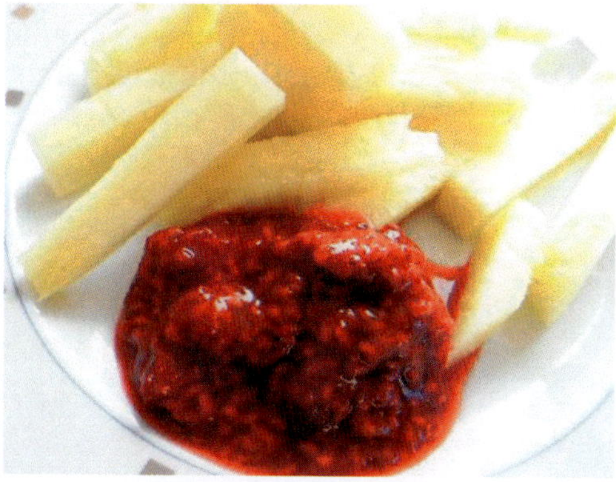

für 1 Portion
Gesunde Pommes für Kids ☺
*Zutaten:* 1 Scheibe frische Ananas, 1 EL Himbeeren (frisch oder aufgetaut)

*Zubereitung:*
Die Ananasscheibe wird in „Pommes"-Streifen geschnitten. Die Himbeeren werden mit der Gabel zerdrückt oder püriert. Zusammen anrichten und schon gibt es die Obstvariante von Pommes mit Ketchup.

Als „Ketchup" kann man natürlich auch andere rote Früchte verwenden wie z.B. Erdbeeren, Kirschen. Aber die Kombination Ananas-Himbeere schmeckt sehr lecker.

# Bananen am Stiel

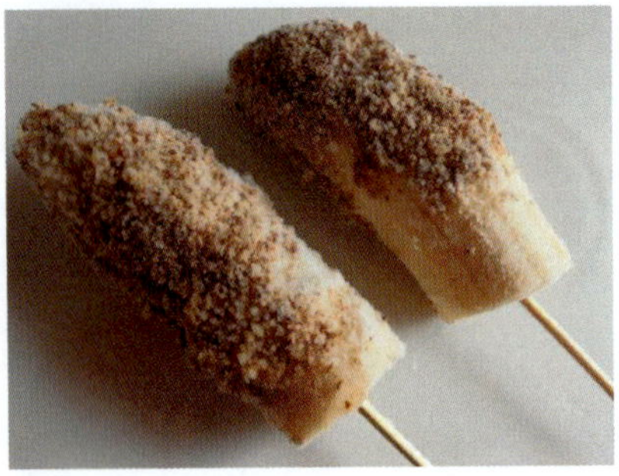

Für 2 x Banane am Stiel

*Zutaten:*
1 Banane (sie sollte noch fest sein), 4 EL Naturjoghurt, 1 Msp. Vanille (aus der Mühle oder der Vanilleschote), 1 Msp. Zimt, 1 TL evtl. Süßungsmittel: Honig, Agavendicksaft, Ahornsirup
zum Bestreuen: gemahlene Mandeln oder Haselnüsse, gehackte Mandeln, Mandelsplitter usw.

*Zubereitung:*

- Naturjoghurt mit Vanille und Zimt verrühren. Evtl. 1 TL Ahornsirup oder ein anderes Süßungsmittel hinzufügen und nochmals gut durchrühren.
- Die Bananen halbieren und jeweils auf einen Stiel stecken.
- Die Joghurtmasse mit einem Löffel auf die Bananen streichen und danach mit gemahlenen Mandeln, gehackten Nüssen etc. bestreuen.
- Dann legt man die Bananen in eine Gefrierdose. Darin kann man z.B. zwei Schaschlikspieße quer legen, damit die Bananen nur an zwei dünnen Stellen aufliegen.

Für das Kühlen bzw. die Vorbereitung gibt es zwei Varianten:

1. Variante: Man möchte die Bananen jetzt vorbereiten, aber erst am nächsten Tag oder in ein paar Tagen essen: Die Bananen kommen also ins Gefrierfach und sind nach mehreren Stunden oder Tagen komplett gefroren. Zum Verzehr in diesem Fall ca. 20 Minuten vorher herauslegen.

2. Variante: Man möchte die Bananen z.B. als heutigen Nachtisch servieren. Zubereitung wie oben und dann nur für ca. ½ Stunde ins Gefrierfach. Die Bananen sind dann noch nicht durchgefroren, aber der Joghurt und das Streudekor ist schon fest.

## Frostige Walnuss-Bananen-Happen

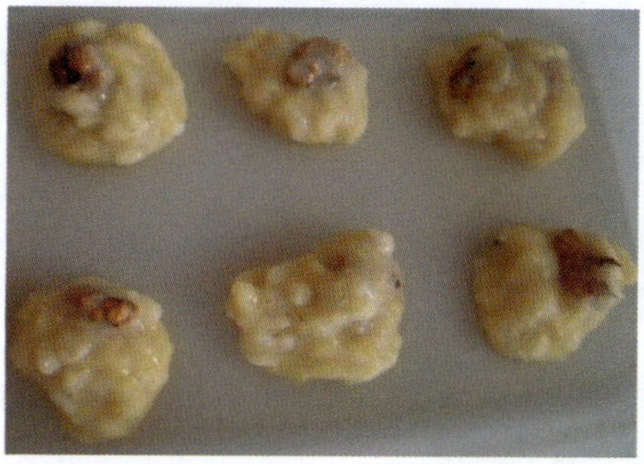 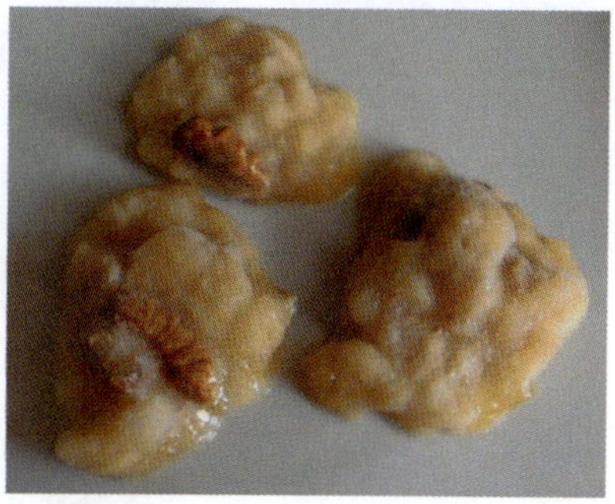

Für 6-8 Happen
Nur zwei Zutaten und eine einfache Vorbereitung!

*Zutaten:* 1 Banane, 2 Walnüsse

*Zubereitung:*

- Die Banane mit der Gabel zerdrücken. In einen Gefrierbehälter Backpapier legen und kleine Bananenhäufchen aufsetzen.
- Jetzt die Walnusskerne in Viertel „zerpflücken" und in die Häufchen drücken. Für mind. 1 Stunde in den Gefrierschrank. Frisch aus dem Gefrierschrank servieren.

## Fruchtspieße mit Cashewcreme

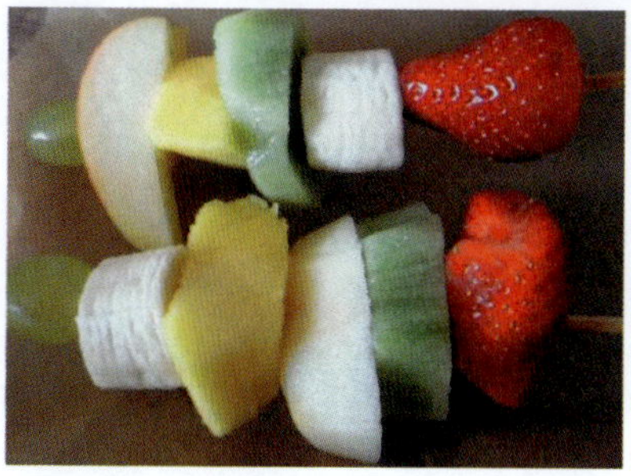 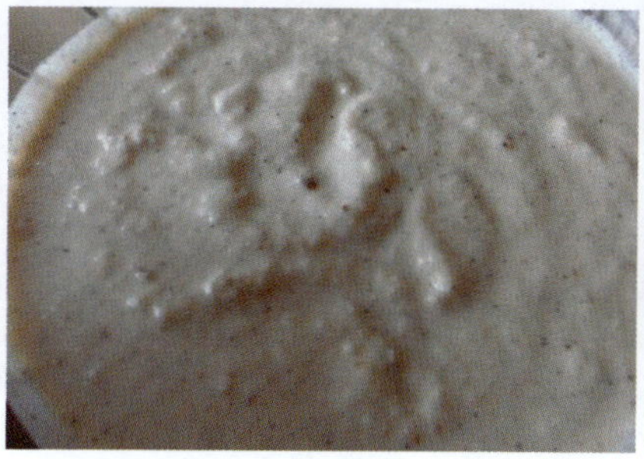 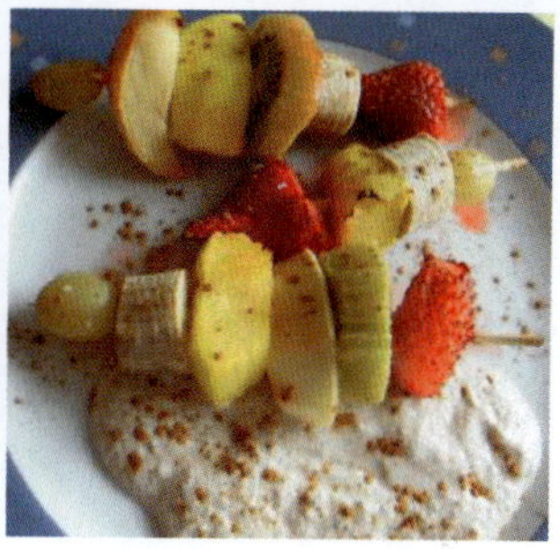

*Vorbereitende Maßnahme:*
Die Cashewkerne (75 g) sollten für 4-5 Stunden oder besser über Nacht in Wasser eingeweicht werden.
Die Holzspieße müssen ca. 30 Minuten vor dem Aufstecken der Früchte in Wasser eingeweicht werden (damit sie im Ofen nicht anbrennen).

*Zutaten Fruchtspieße:*
Frisches Obst nach Wahl z.B. Äpfel, Erdbeeren, Mango, Birne, Ananas, Banane, Weintraube, Kiwi in Stücke schneiden und auf Holzspieße stecken. Am besten schön bunt. Evtl. 1 TL Ahornsirup

*Zubereitung Fruchtspieße:*
Die Spieße in eine Auflaufform oder aufs Blech legen (mit Backpapier ausgelegt) und evtl. noch mit Ahornsirup bestreichen. Für 5-10 Min bei 180°C in den Backofen schieben.
Diese Fruchtspieße schmecken natürlich auch ohne Backen als frische Obstspieße!

*Zutaten für die Cashewcreme:*
75 g eingeweichte Cashewkerne, 1 getrocknete Dattel, 1 Msp. Vanille (aus der Vanille-Mühle oder Vanilleschote), 1 Prise Salz, 50 ml Wasser

Zubereitung Cashewcreme:
Die Cashewkerne im Sieb abtropfen lassen. Alle Zutaten in der Küchenmaschine oder mit dem Zauberstab cremig pürieren. Evtl. noch etwas Wasser zugeben.
Die Cashewcreme kann bis zu 3 Tage im Kühlschrank aufbewahrt werden und als süßer Frucht-Dip oder als nussige Beimischung für den Naturjoghurt verwendet werden.

## „Karamellisierter“ Apfel

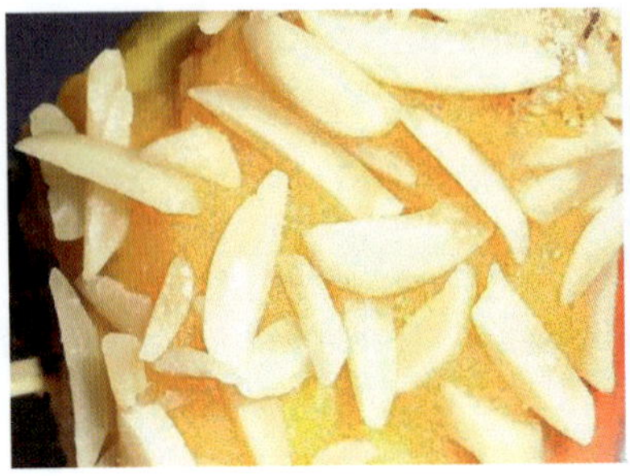
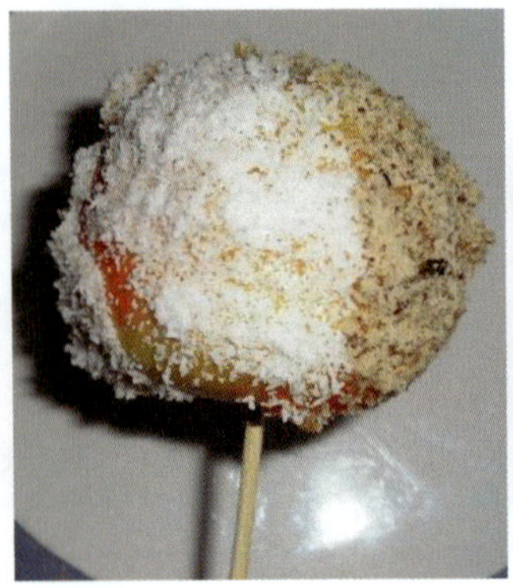
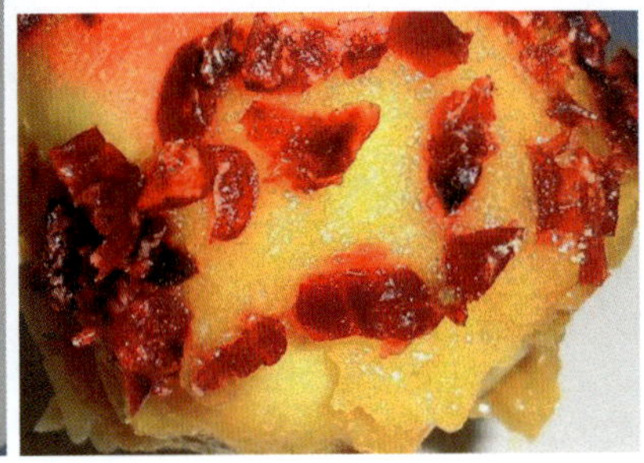

Für 4 kleine Äpfel

*Zutaten:*
100 g getrocknete Aprikosen oder Datteln, 4 kleine Äpfel, 4 Feste Schaschlikspieße oder 4 Holz-Eisstiele
Streudeko nach Belieben: Kokosraspeln, gemahlene Mandeln oder Haselnüsse, Mandelsplitter, gehackte Gojibeeren, Leinsamen…

*Zubereitung:*

- Die getrockneten Aprikosen bzw. Datteln für ein paar Stunden oder am besten über Nacht in Wasser einweichen.
- Nach der Einweichzeit das Wasser abgießen und die Aprikosen/Datteln pürieren.
- Die Stiele der Äpfel entfernen und die Spieße vorsichtig einschieben.
- Danach die Äpfel in der Dattelpaste rollen bzw. mit Händen oder Löffel beim Bedecken des Apfels nachhelfen. Die Paste sollte nicht zu dick aufgetragen werden, damit sie nicht samt Dekor vom Apfel abrutscht.
- Jetzt kann man seine Äpfel nach Belieben mit Kokosraspeln, gemahlenen Nüsse etc. dekorieren. Vor dem Servieren gut kühlen, damit die Fruchtpaste antrocknet.

Die Kombination Aprikose und Apfel finde ich sehr lecker. Die Paste kann man aber auch aus anderen Trockenfrüchten herstellen. Auch nur das Einpinseln mit Honig wäre möglich.

Auf diese Art und Weise kann man auch Apfelspicker herstellen. Dazu schneidet man die Äpfel z.B. in Schiffchen und dekoriert sie dann nach Belieben mit Aprikosenpaste und gemahlenen Nüssen…

# Ofenäpfel

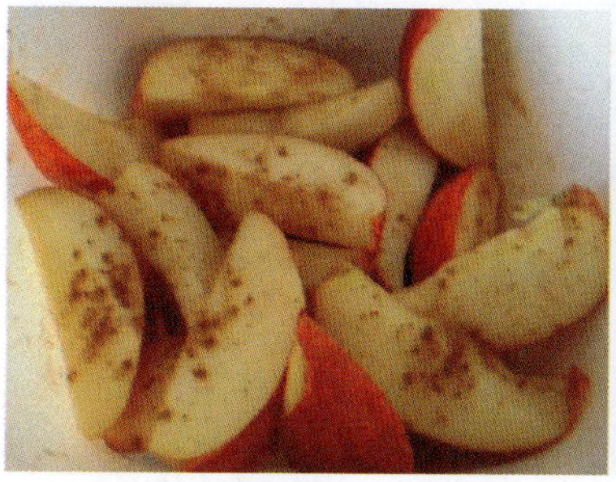
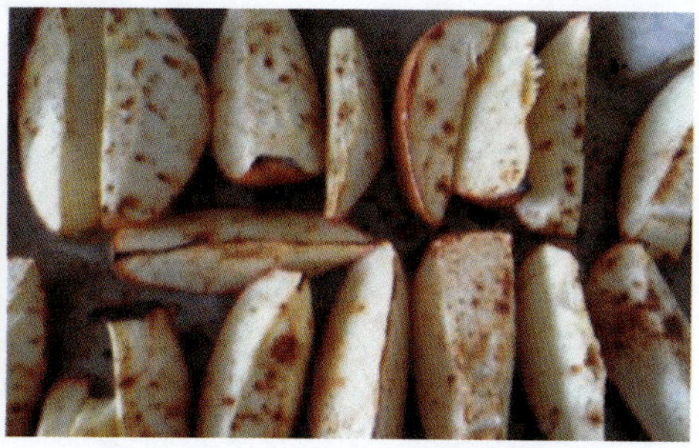

*Zutaten:*
2-3 Äpfel, 2 TL Zimt, Saft von einer Zitrone, evtl. 1 TL Ahornsirup, Agavendicksaft oder Honig

*Zubereitung:*
Wer möchte, kann die Äpfel schälen, aber am besten man lässt die Schale dran.

- Die Äpfel vierteln.
- Zitronensaft in eine Schüssel geben und mit Zimt verrühren. Die Apfelviertel hinzugeben und umrühren bis jedes Apfelstück in etwas „Marinade" getunkt worden ist.
- Dann die Äpfel in eine gefettete Auflaufform geben.
- Jetzt kann man nochmals Zimt über die Äpfel streuen.

Grundsätzlich sind die Äpfel eigentlich süß genug. Wer es aber süßer mag, kann noch etwas Ahornsirup oder ein anderes Süßungsmittel über die Äpfel geben. Bei 180°C ca. 15 Minuten backen lassen.
Frisch oder ausgekühlt genießen. Reste im Kühlschrank aufbewahren.
Die Ofenäpfel eignen sich als Knabberei am Abend, zum grünen Smoothie am Nachmittag, gestückelt in einen Naturjoghurt, zum Müsli und vieles mehr...

# Kekse / Riegel

## Dunkle Obst-Haferkekse

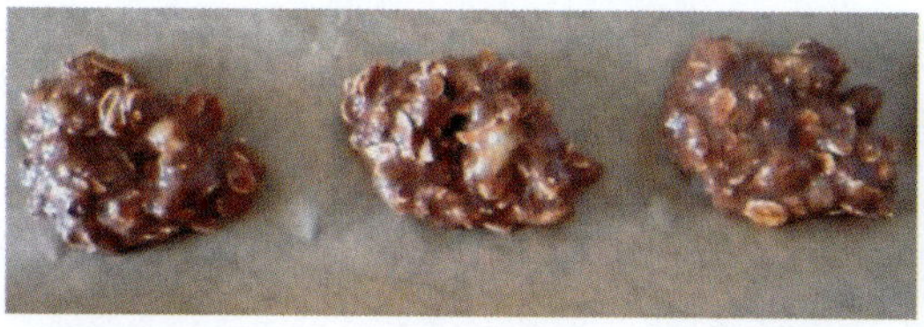
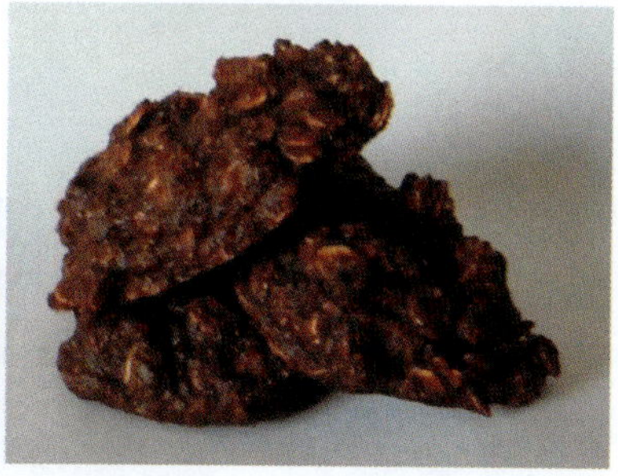

Für ca. 6 Stück

*Zutaten:*
½ reife Banane, 1 EL Apfelmus (ungezuckert, am besten selbstgemacht), 3 EL Haferflocken kernig (oder 2 EL kernig und 1 EL fein), 2 EL gehackte Mandeln, 1 Ei, 1 TL Kakao

*Zubereitung:*
Zutaten miteinander vermischen. Kleine Häufchen auf ein mit Backpapier ausgelegtes Backblech setzen. Bei 180 °C ca. 10-15 Minuten backen.

# Müsliriegel

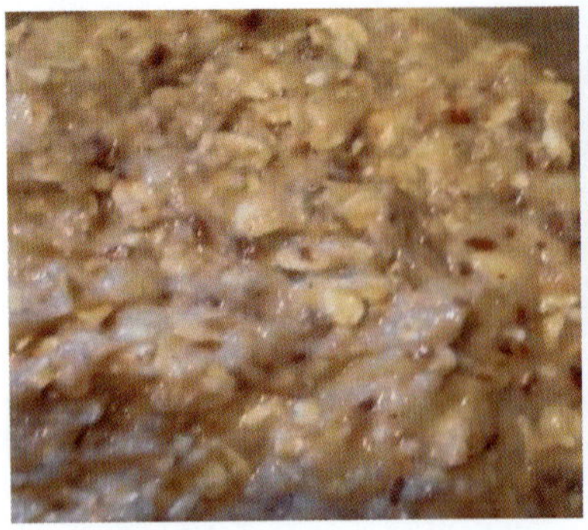
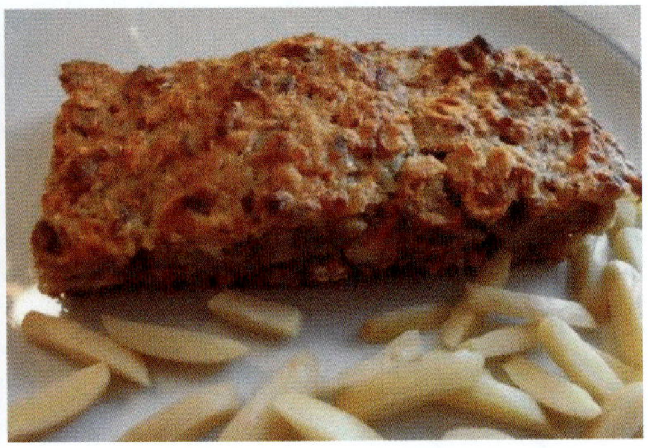

Für ca. 6 Stück

*Zutaten:*
1 reife Banane, 1 EL gemahlene Leinsamen, 1 EL Apfelmus ungesüßt, am besten selbstgemacht, 2 EL Vollkornhaferflocken kernig (oder 1 EL kernig, 1 EL fein), 1 EL gehackte oder gestiftelte Mandeln, 1 EL Ahornsirup oder Agavendicksaft, ½ TL Zimt, 1 EL Weizenvollkornmehl, 1 TL Backpulver, 1 Prise Salz

*Zubereitung:*
- Die reife Banane mit der Gabel zerdrücken und dann alle Zutaten in einer Schüssel verrühren.
- Es entsteht eine klebrige, stückige Masse, die man dann in eine mit Backpapier ausgelegte Form oder auf ein Backblech streicht.
- Bei 180°C Heißluft ca. 35-40 Minuten backen. Danach auskühlen lassen und in Riegel schneiden.

Diese Riegel haben eine etwas weichere Konsistenz und eignen sich auch hervorragend als Frühstück oder nachmittags zum Kaffee!

# Haferflockenkekse

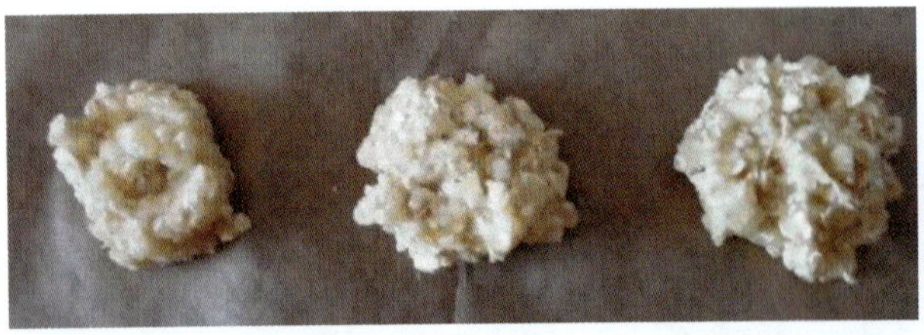
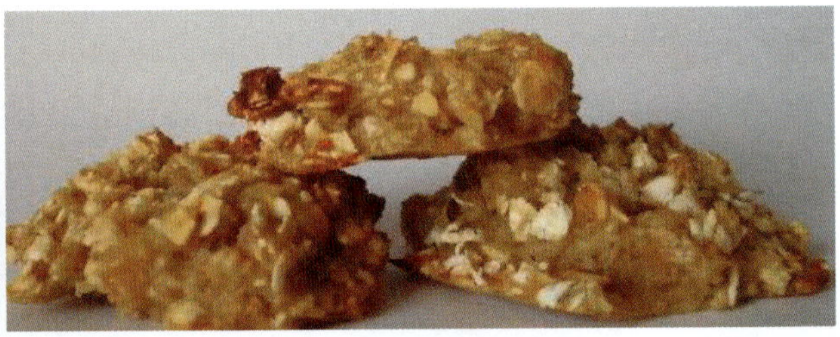

Für ca. 6 - 8 Stück

Wieder ein ganz einfaches Rezept und ideal für Kinder geeignet!

*Zutaten:*
4 EL Apfelmus, 8 EL Haferflocken (nach Belieben z.B. wieder gemischt 4 EL feine und 4 EL kernige)

*Zubereitung:*
- Zutaten miteinander vermischen.
- Kleine Tupfer auf ein mit Backpapier ausgelegtes Backblech setzen.
- Bei 180°C ca. 10-15 Minuten backen.

## Honig – Riegel

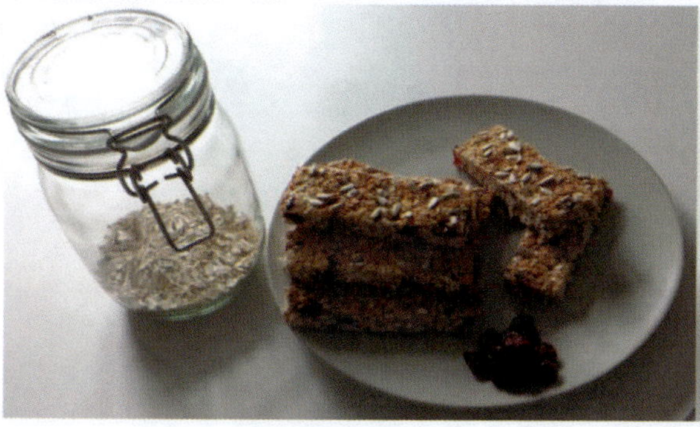
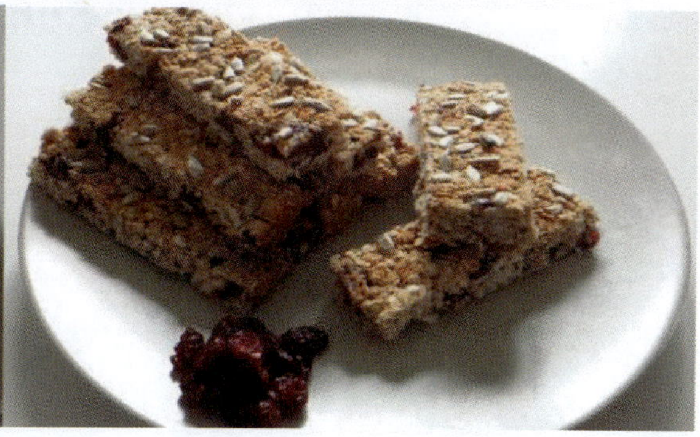

Für ca. 6-8 Stück

*Zutaten:*
120 g Mehl, 300 g Haferflocken, 2 TL Zimt, 200 g Honig, 120 g Apfelmus (ohne Zuckerzusatz oder selbstgemacht), 100 g Cranberries, 3 EL Sonnenblumenkerne

*Zubereitung:*
- Zu Beginn Mehl, Zimt und Haferflocken gut miteinander vermischen.
- Danach gibt man den Honig und das Apfelmus dazu und vermengt alles.
- Die Cranberries zum Schluss dazugeben und gut unterkneten.
- Backblech fetten oder mit Backpapier auslegen. Die Teigmasse aufstreichen.
- Mit Sonnenblumenkernen garnieren und diese etwas andrücken.
- Bei 175 °C auf der mittleren Schiene 20 Minuten backen.

## Kleietaler

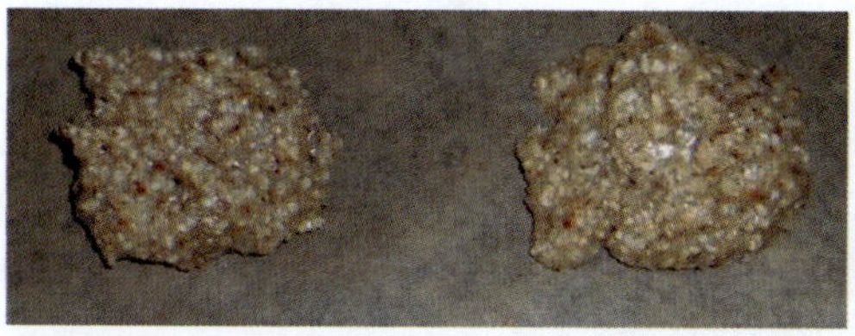
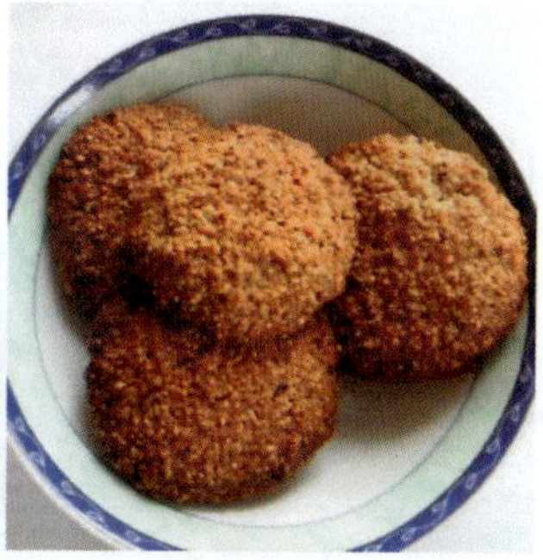

Für ca. 4 - 6 Stück

*Zutaten:*
4 EL gemahlene Haselnüsse, 4 EL Weizenkleie, 2 EL Honig

*Zubereitung:*
- Den Honig erwärmen bis er flüssig ist.
- Alle Zutaten in eine Schüssel füllen und mit einem Löffel gut verrühren.
- Danach Kleckse auf ein mit Backpapier ausgelegtes Backblech setzen und bei 180 °C für ca. 10-15 Minuten in den Ofen schieben.

# Kuchen / Torten

## Birnen-Schoko-Kuchen

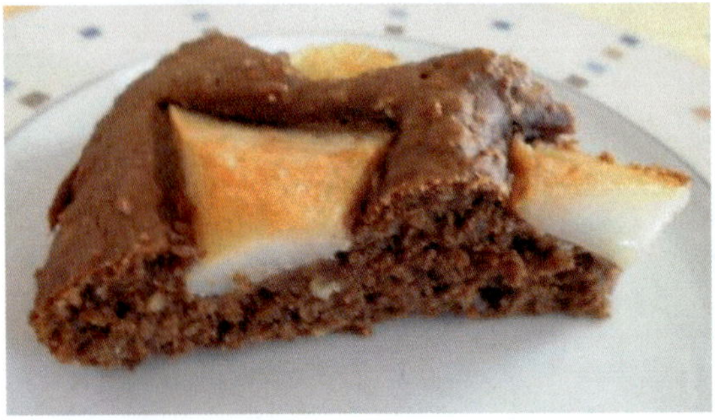

ergibt eine kleine Kuchenform Durchmesser ca. 18 cm

*Zutaten:*
60 g Butter, 20 g feine Vollkornhaferflocken, 40 g gemahlene Mandeln, Prise Salz, Msp. Bourbon-Vanille, 1 EL Kakao, evtl. etwas Rumaroma, 2 Eier, 60 g Agavendicksaft, 1 EL Backpulver, 100 g Dinkelvollkornmehl, 1-2 EL Milch, 1 Birne geschält und in Stücke geschnitten

*Zubereitung:*

- Alle Zutaten von Butter bis Agavendicksaft gut verrühren.
- Das Backpulver mit dem Dinkelvollkornmehl vermischen und dann in den bisherigen Teig geben und verrühren. 1-2 EL Milch hinzufügen, bis der Teig eine cremige Konsistenz hat.
- In die eingefettete Backform füllen und mit Birnenstücken dekorieren. Die Birnenstücke etwas eindrücken, das ergibt einen „Schlupfeffekt".

Auch sehr gut als Muffin!

## Heidelbeer-Bananenkuchen

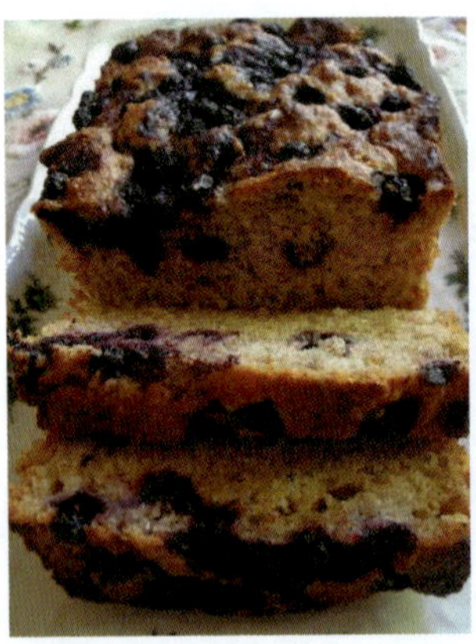

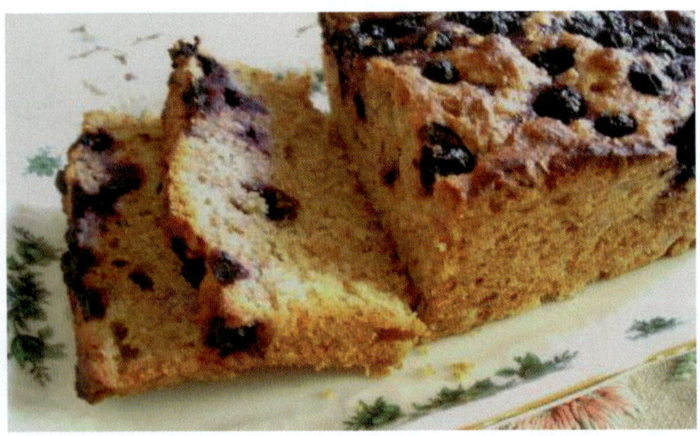

für eine kleine Kastenform

*Zutaten:*
3 Bananen, 3 EL Honig, 300 g Vollkornmehl z.B. Weizen oder Dinkel, 2 TL Weinsteinbackpulver, 125 g weiche Butter, 1 Prise Salz, 1 Tasse (ca. 125ml) Blaubeeren.

*Zubereitung:*

- Die Bananen mit einer Gabel zerdrücken und mit dem Honig schaumig schlagen.
- Das Mehl mit dem Backpulver und dem Salz mischen und zusammen mit der weichen Butter und den Bananen zu einer glatten Rührmasse verschlagen.
- ¾ des Teiges in eine gut mit Butter ausgefettete Kastenform geben. Den restlichen Teig mit ¾ der Blaubeeren vermengen und auf den anderen Teig geben, etwas glattstreichen und mit den restlichen Blaubeeren bestreuen.
- Bei 175°C ca. 50 Minuten backen.

## Bananen-Schokokuchen

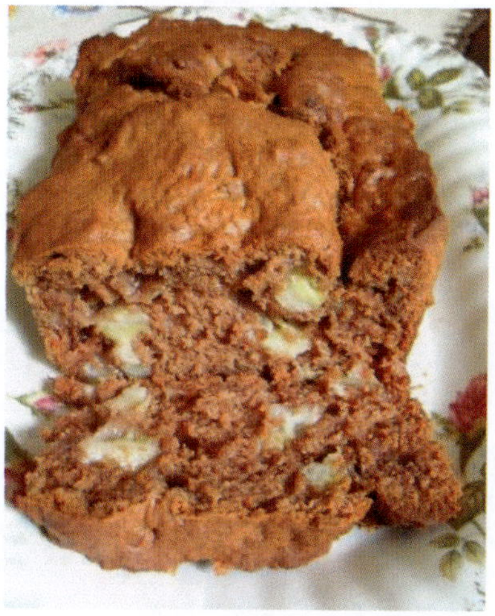

für eine kleine Kastenform

*Zutaten:*
200 g Dinkelvollkornmehl, 2-3 EL Rohkakao oder Backkakao, 1/2 Päckchen Backpulver, 1 Prise Salz, 1 Ei, 2 Bananen, 100 g weiche Butter, 1 gehäufter EL Honig

*Zubereitung:*

- Das Mehl mit den trockenen Zutaten vermischen.
- Das Ei, 1 Banane, weiche Butter und Honig schaumig schlagen, die Mehlmischung unterrühren.
- Die übrige Banane würfeln und unter den Teig heben.
- In eine gut gefettete kleine Kastenform geben und etwa 40-45 Minuten bei 175°C backen.

# Pflaumenkuchen mit Streuseln

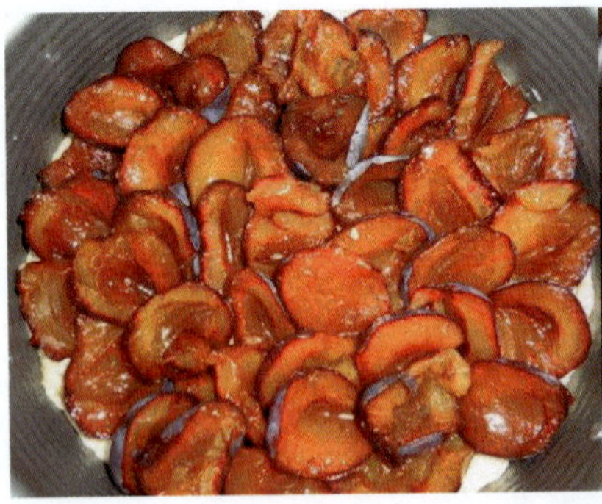
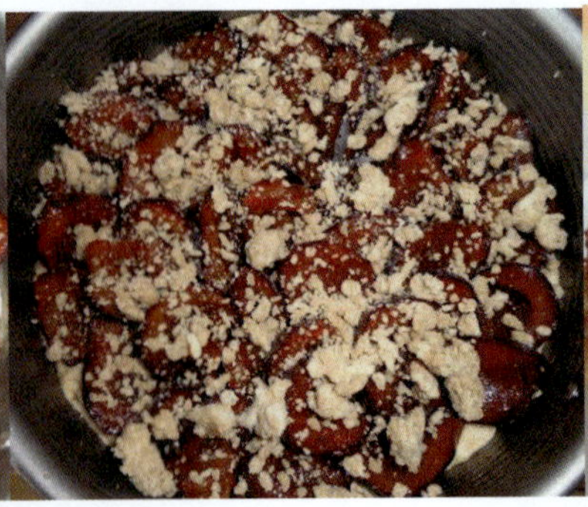
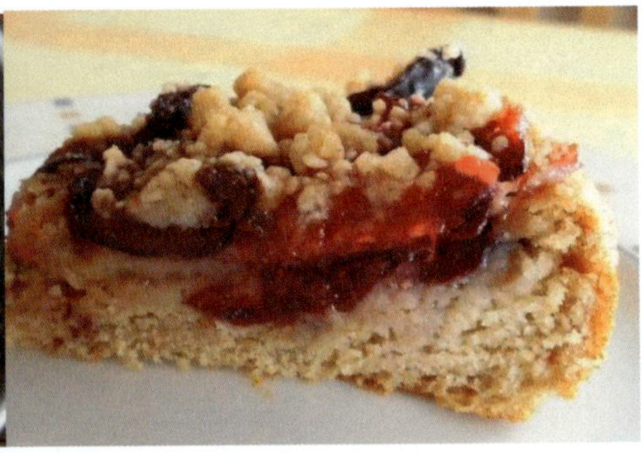

Für 1 kleine Kuchenform mit Durchmesser 18 cm.

Die Zubereitungszeit verlängert sich durch die Gehzeiten des Hefeteiges um ca. 40 Minuten. Das Einweichen der Datteln kann man aber z.B. während dieser Gehzeiten gut erledigen.
Ein toller Kuchen auch für's Blech als "Zwetschgendatschi". Dazu nimmt man in etwa die 3-fache Menge.

*Zutaten:*
*Boden:*
30 g getrocknete Datteln **(Zur Vorbereitung sollten die Datteln mindestens 30 Minuten in 40 ml Wasser eingeweicht werden),** ½ Würfel frische Hefe, 3 EL warmes Wasser, 120 g Dinkelvollkornmehl, 20 ml neutrales Pflanzenöl wie z.B. Sonnenblumenöl, 1 Prise Salz, 1 EL Ahornsirup

*Belag:*
Entkernte, halbierte Pflaumen ca. 200 g

*Streusel:*
25 g Butter, 25 g Dinkelvollkornmehl, 1 EL Ahornsirup

*Zubereitung:*
- In einer kleinen Schüssel wird die Hefe im warmen Wasser aufgelöst.
- Dann 2 EL Dinkelvollkornmehl (von den 120 g) hinzugeben und verrühren. Diesen Vorteig dann ca. 10 Minuten gehen lassen.
- Die Datteln in Wasser einweichen.
- Nachdem die Gehzeit des Vorteiges beendet ist, kann man das restliche Dinkelvollkornmehl, das Pflanzenöl, das Salz und den Ahornsirup hinzufügen und alles wieder gut verrühren.
- Jetzt den Teig nochmals ca. 30 Minuten gehen lassen.
- In der Zwischenzeit kann man die eingeweichten Datteln mit dem Einweichwasser fein pürieren.
- Jetzt kann man auch die Pflaumen/Zwetschgen entsteinen und halbieren und die Streusel vorbereiten. Für die Streusel vermengt man Butter, Dinkelvollkornmehl und Ahornsirup und verarbeitet sie zu dicken Streuseln. Danach kühl stellen.
- Jetzt widmen wir uns wieder dem Boden. Der Teig wird in die Form verteilt und mit den Pflaumen/Zwetschgen belegt. Zum Schluss noch die Streusel darüber streuen und bei 180°C ca. 25-30 Minuten backen.

# Waldbeeren-Joghurt-Torte auf Buchweizen-Honigbiskuitboden

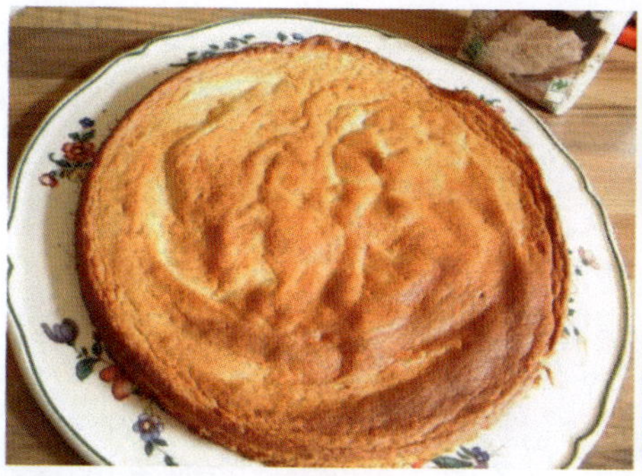
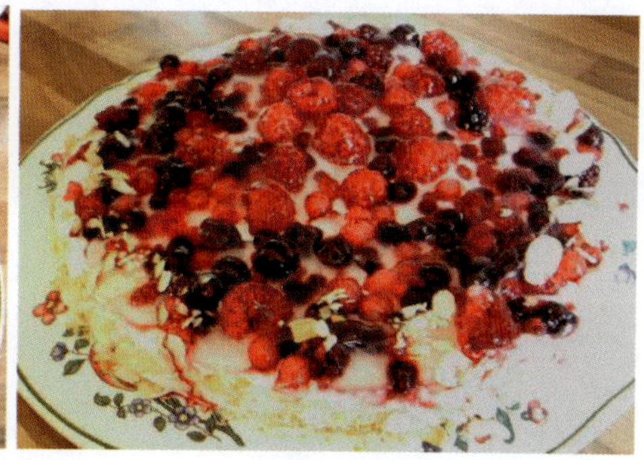

*Zutaten für den Tortenboden:*
60 g fester Honig, 2 Eier, 80 g Buchweizenmehl (wenn nicht vorhanden 60 g Vollkornmehl Weizen oder Dinkel)

*Zubereitung Tortenboden:*

- Den Honig in einer hohen schmalen Schüssel abwiegen, 2 Eier dazugeben und mit den Quirlen des Handrührgerätes so lange schlagen, bis eine weiß-cremige Masse entstanden ist (ca. 5-8 Minuten).
- Das Buchweizenmehl zufügen und rasch unterheben (nicht zu lange schlagen, sonst fällt die Masse zusammen).
- In einer mit Backpapier ausgelegten Springform bei 200°C etwa 20 Minuten backen.
- Anschließend in der Springform auskühlen lassen. mit dem Backpapier aus der Form nehmen, das Papier vorsichtig abziehen und auf eine Tortenplatte geben.
- Den Ring der Springform, evtl. zusätzlich einen Tortenring um den Boden stellen.

*Zutaten Belag:*
500 g Joghurt fettarm, etwas Honig oder Ahornsirup zum Süßen (nach Geschmack), 6 Blatt Gelatine oder 9 g gemahlene Gelatine, 300g Waldbeeren (Mischung TK), 1 Päckchen Tortenguss

*Zubereitung Belag:*

- Die Gelatine in reichlich kaltem Wasser 10 Minuten einweichen, den Joghurt mit etwas Honig oder Ahornsirup süßen.
- Die eingeweichte Gelatine tropfnass in einen Kochtopf geben und so lange unter Rühren erhitzen, bis sie ganz flüssig ist (nicht kochen lassen).
- Unter Temperaturausgleich in den Joghurt rühren.
- Kurz in den Kühlschrank stellen, dann über den Tortenboden gießen und sofort kühlen bis der Joghurt fest ist.
- Jetzt den Tortenguss nach Packungsaufschrift mit etwas Honig nach Geschmack gesüßt zubereiten.
- Sobald der Joghurt fest wird, die Beerenfrüchte auf dem Joghurt verteilen (diese dürfen noch gefroren sein) und mit dem etwas abgekühltem Tortenguss überziehen.
- Vor dem Servieren kann der Tortenrand noch nach Belieben mit leicht gerösteten Mandelblättchen verziert werden.

Diese Torte kann in einer kleinen oder großen Springform gebacken und zubereitet werden. In einer kleineren Form wird die Torte höher.

# Feine gestürzte Apfeltorte

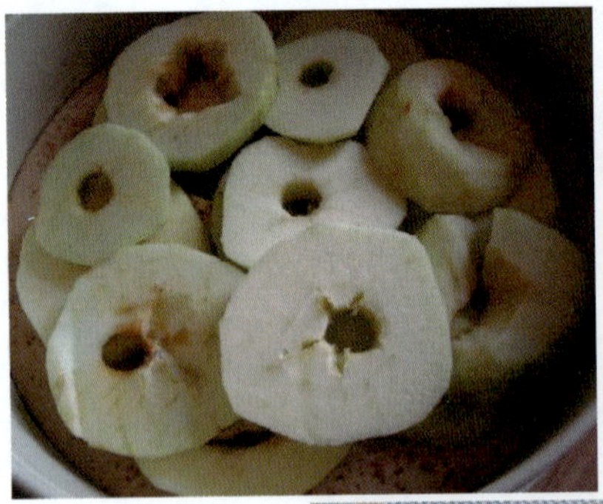
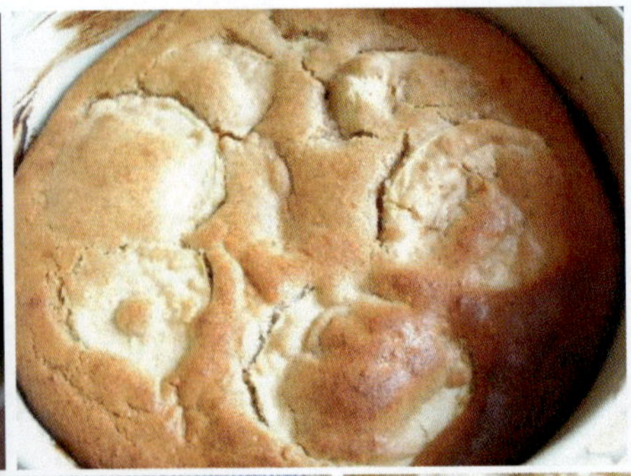
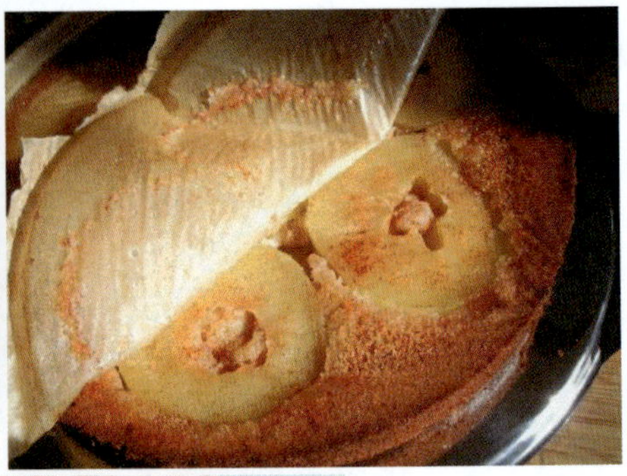
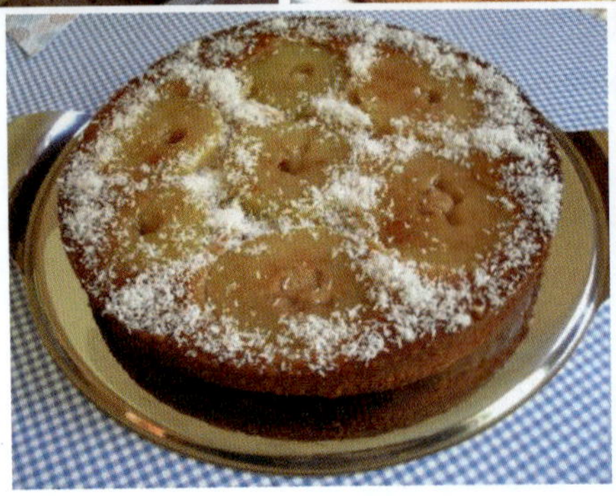
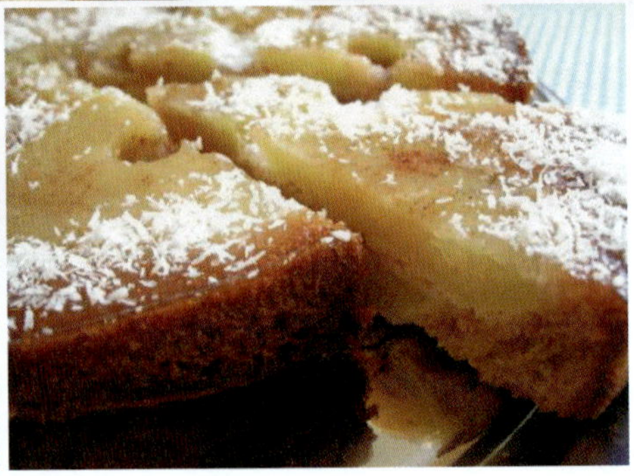

*Zutaten:*

*Für den Belag:* 3 größere Äpfel säuerlich, 50 g Honig, 50 g Butter, Zimt

*Für den Teig:*

75 g Dinkelvollkornmehl, 75 g Buchweizenvollkornmehl (es kann auch nur Dinkelmehl verwendet werden), 100 g Butter, 50 g Honig, 2 Eier, 1 Prise Salz, 1/2 Päckchen Weinsteinbackpulver, das Mark einer ausgekratzten Vanilleschote, etwas Abrieb von einer unbehandelten Zitrone

*Tortenguss:*

1 Päckchen Tortenguss weiß, Mandelblättchen oder Kokosraspeln nach Belieben zum Verzieren der Torte

*Zubereitung:*

- Eine Springform mit Backpapier auslegen, 50 g Honig erwärmen und auf dem Backpapier verteilen. Dabei einen 1 cm breiten Rand frei lassen. Mit 50 g Butterflöckchen belegen und mit Zimt gut bestreuen.
- Die Äpfel schälen, das Kerngehäuse entfernen, die Äpfel in 1 cm dicke Scheiben schneiden. Die Apfelscheiben in der Springform verteilen, auch dabei den Rand frei lassen. Die Scheiben dann in der zweiten Schicht versetzt übereinanderlegen.
- Für den Teig erst alle trockenen Zutaten gut vermengen, dann Butter, Honig, Eier, Vanillemark und Zitronenabrieb zufügen und alles zu einer glatten Rührmasse verrühren.
- Den Teig über den Äpfeln und am Rand verteilen. Es sieht vielleicht etwas wenig aus, aber über den Äpfeln muss nur eine dünne Schicht sein.
- Die Springform für 40- 45 Minuten bei 180°C in den vorgeheizten Backofen geben. Danach etwas auskühlen lassen
- Den Kuchen mit einem Messer vom Springformrand lösen, den Ring entfernen. Eine Tortenplatte auflegen und die Torte drehen.
- Den Springformdeckel abnehmen und das Backpapier vorsichtig abziehen.
- Den inzwischen gereinigten Springformring noch einmal um die Torte legen.
- Den Tortenguss nach Packungsaufschrift, evtl. mit etwas Honig gesüßt, zubereiten und etwas abgekühlt über die Torte geben.
- Nach Belieben noch mit Mandelblättchen oder Kokosraspeln bestreuen, wenn der Guss fest ist.

# Erfrischende Melonentorte

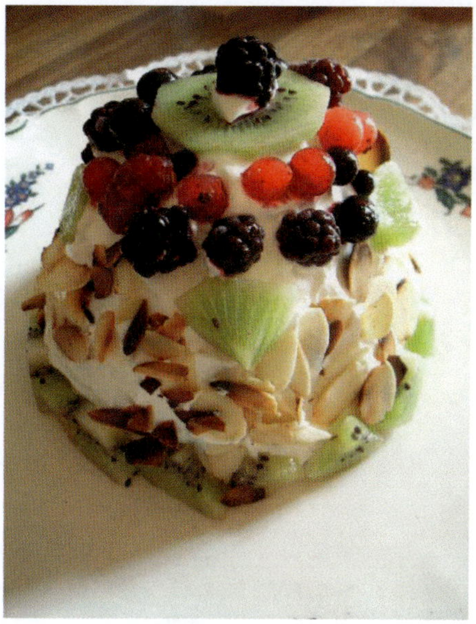

*Zutaten:*
1/2 Wassermelone, 250 ml Fruchtpüree aus frischen Früchten wie Erdbeeren, Kiwi, Kirschen oder nach Belieben, evtl. leicht mit Honig oder Ahornsirup gesüßt, 4 Blatt Gelatine oder die entsprechende Menge gemahlene Gelatine, 1/2 Becher Schmand,
Früchte zum Garnieren, einige in der trockenen Pfanne geröstete Mandelblättchen.

*Zubereitung:*

- Die Melone im Kühlschrank vorkühlen, die Gelatine in ausreichend Wasser einweichen.
- Die halbe vorgekühlte Melone von den Kernen befreien (mit einem Löffel auskratzen). Mit der Schnittfläche auf ein Brett geben und mit einem scharfem Messer von oben nach unten vorsichtig schälen, dabei nur die ungenießbare Schale entfernen. Die Melone in eine Schale stellen, so dass sie gerade steht und gut gefüllt werden kann.
- Die Gelatine tropfnass in einem Topf erwärmen, bis sie flüssig ist (nicht kochen) und unter Temperaturausgleich mit dem Fruchtpüree verrühren.
- Das Fruchtmus in die Melone füllen und diese zurück in den Kühlschrank geben, bis die Masse fest geworden ist.
- Dann eine Tortenplatte auf die Schnittfläche geben und die Melone umdrehen, so dass sie auf der Platte steht.
- Jetzt wird die Melonenhälfte mit Schmand bestrichen und anschließend mit den Früchten und den Mandelblättchen garniert.
- Zum Anschneiden ein scharfes Messer verwenden.

# Rhabarber- Schälchenkuchen mit Honig-Baiser

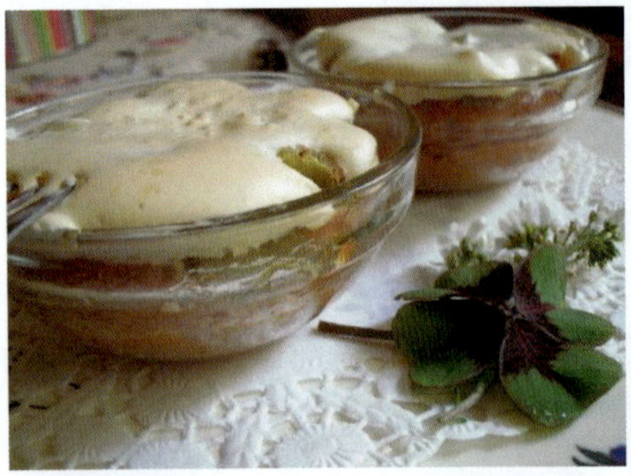

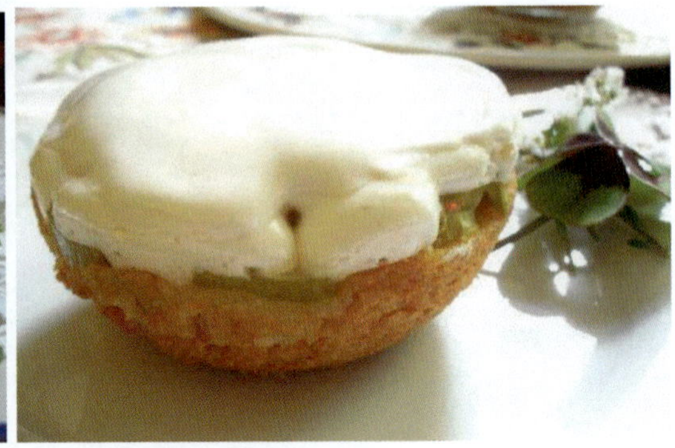

für 4 Dessertschalen (bitte darauf achten, dass diese zum Backen auch geeignet sind. Ansonsten vielleicht kleine Kuchenbackförmchen nutzen)

*Zutaten Teig:*
100 g Dinkelvollkornmehl, 1 TL Weinsteinbackpulver, etwas Vanilleextrakt oder ähnliches, 1 Prise Salz, 1 Ei, 1 Eigelb, 40 g Butter, 1 TL Honig, evtl. 2 EL Milch oder Wasser

*Zutaten Belag:*
2 Stangen Rhabarber

Zutaten Baiser:
1 EL Honig, 1 Eiweiß, 1 Prise Salz

*Zubereitung:*
- Für den Teig das Mehl mit allen trockenen Zutaten vermengen.
- Die flüssigen Zutaten zugeben und alles mit dem Handrührgerät zu einer geschmeidigen Masse rühren. Auf 4 gefettete Schälchen verteilen.
- Den vorbereiteten Rhabarber in 0,5 cm dicke Scheiben schneiden und auf den Teig in den Schälchen verteilen.
- Bei 175°C im vorgeheizten Backofen auf dem Gitterrost stehend 15-20 Minuten backen.
- Inzwischen das Eiweiß mit dem Honig so fest wie möglich zu Schnee schlagen.
- Den Ofen auf 100°C zurückstellen. Den Baiserschaum auf den Rhabarber in die Schälchen geben und weitere 15 Minuten mehr trocknen als backen lassen.

Die kleinen Kuchen lassen sich leicht aus den Schalen herausheben und können mit oder ohne Schale serviert werden.

# Muffins / Tartelettes

## Ananas-Muffins

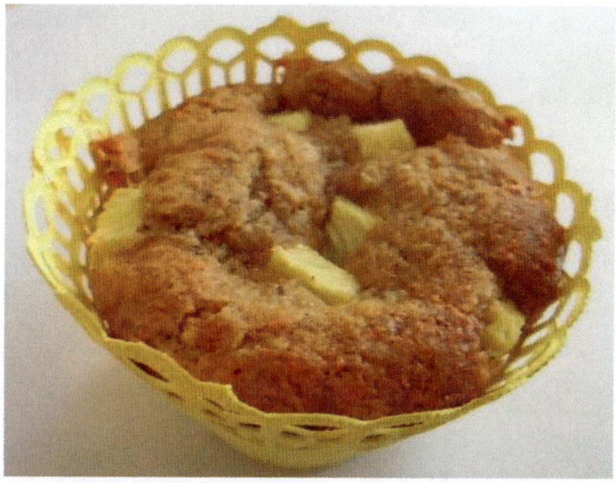

ca. 6 Stück

Zutaten:
50 g Butter, 50 g Joghurt, 2 Eier, 80 g Agavendicksaft, evtl. etwas Rumaroma, 1 Msp. Vanille, 1 EL Kokosraspeln, 100 g Dinkelvollkornmehl, 1 EL Backpulver, 1 TL Natron, 1 – 2 EL Milch, ½ Tasse klein gewürfelte Ananas

Zubereitung:

- Zuerst die „nassen" Zutaten gut verrühren (Butter, Joghurt, Eier, Agavendicksaft, Rumaroma). Die Vanille und die Kokosraspeln unterrühren.
- Das Dinkelvollkornmehl mit dem Backpulver und dem Natron vermengen und dann unterrühren.
- Mindestens 1 EL Milch hinzufügen. Evtl. noch einen Zweiten, wenn der Teig noch zu trocken ist.
- Zum Schluss die klein gewürfelten Ananas unterheben und in Muffinförmchen füllen.
- Bei 180°C ca. 15-20 Min. backen bis sie eine schöne goldbraune Farbe angenommen haben.

## Apfel-Möhren-Muffins (mit Ingwer)

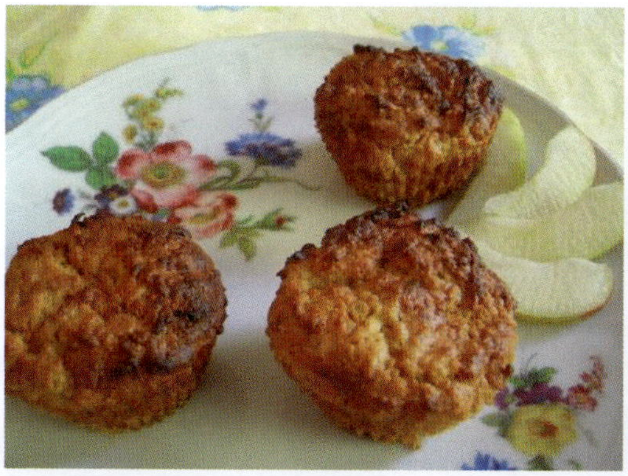

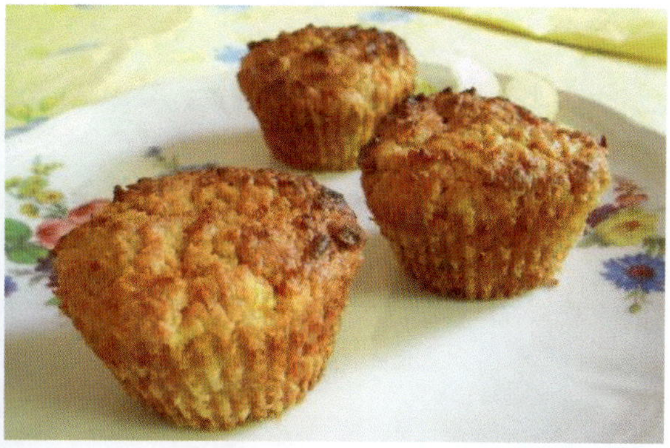

ergibt etwa 10-12 Stück

*Zutaten:*
1 Apfel grob geraspelt, 1 Möhre fein geraspelt, 1 Spritzer Zitronensaft, 3 cm Ingwerknolle geschält und fein gewürfelt, 100 g Butter oder Margarine, 2 Eier, 1 EL Honig, 100 g feine Haferflocken, 100 g Dinkelvollkornmehl, 1 Prise Salz, 1 Päckchen Weinstein-Backpulver

*Zubereitung:*
- Äpfel und Möhren grob raspeln. Die Äpfel mit Zitronensaft vermengen. Das Ingwerstück schälen und fein würfeln.
- Die Butter mit den Eiern und dem Honig schaumig schlagen. Die Haferflocken mit dem Mehl, dem Salz und dem Backpulver vermengen.
- Jetzt die Äpfel, den Ingwer und die Möhren sowie die Mehlmischung mit der Eimischung gut verrühren.
- Mit 2 Esslöffeln in die Muffinförmchen füllen und bei 200°C etwa 20-25 Minuten backen.

## Heidelbeer-Joghurt-Muffins

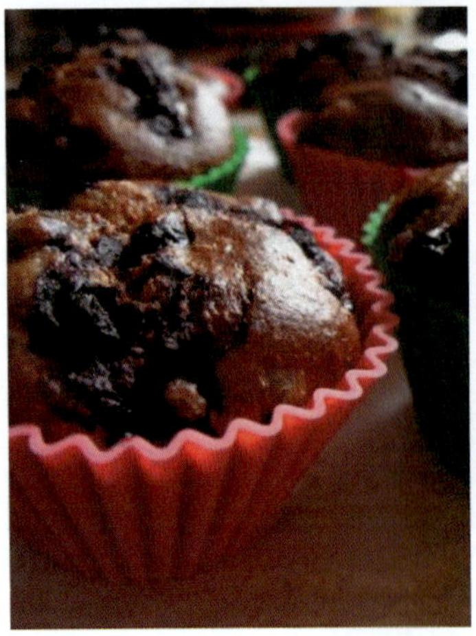 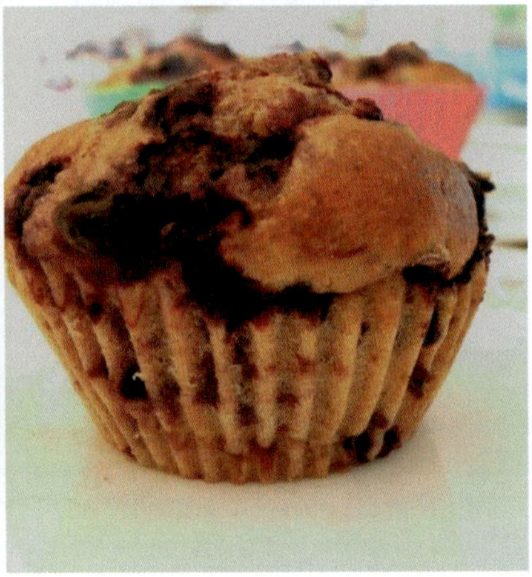

ergibt 8-10 Stück

*Zutaten:*
150 g Weizenvollkornmehl (oder Dinkelvollkornmehl), 1 gehäufter TL Weinsteinbackpulver, 1 Prise Salz, 1 Becher Joghurt 0,1% Fett (150 g), 1 EL Honig, 1 Ei, 1 EL weiche Butter oder Öl mit neutralem Geschmack wie z.B. Sonnenblumenöl, 150 g Heidelbeeren

*Zubereitung:*
- Das Mehl mit dem Backpulver und dem Salz mischen.
- Joghurt und weitere Zutaten bis auf die Heidelbeeren zufügen und alles mit dem Handrührgerät zu einer geschmeidigen Masse verrühren.
- Einige Heidelbeeren zurücklegen, die anderen unter den Teig mengen.
- Den Teig in 8 feste Muffinförmchen Silikon oder Papier geben und mit den zurückgelegten Heidelbeeren bestreuen.
- Bei 175° C etwa 20-25 Minuten backen.

# Süßkartoffel-Zitronen-Muffins

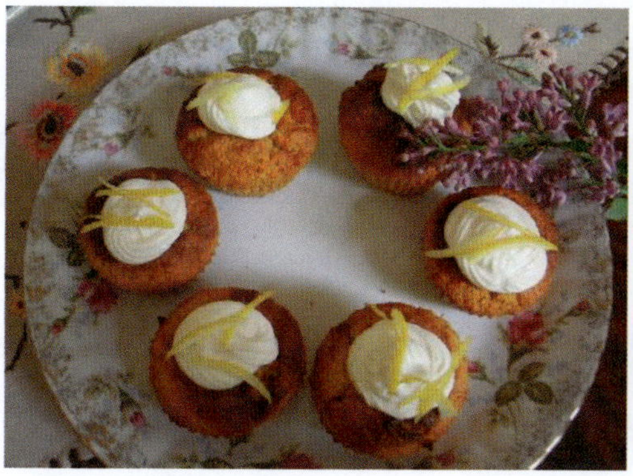 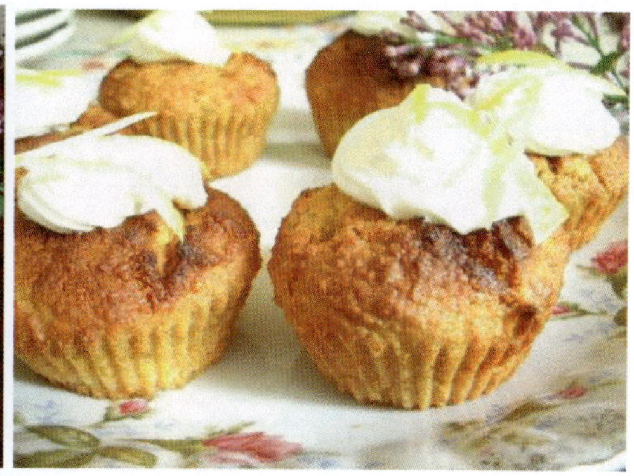

ergibt 12 Stück

*Zutaten:*
200 g Vollkornmehl (Weizen oder Dinkel), 3/4 P Backpulver, 1 Prise Salz, 2 Eier, 1 EL Honig, 100 g weiche Butter, 200 g Süßkartoffel fein gerieben, 1 Zitronenabrieb von einer unbehandelten Zitrone, 1 EL Zitronensaft

*Zubereitung:*
- Die trockenen Zutaten miteinander vermengen, die feuchten Zutaten zufügen und alles zusammen zu einer geschmeidigen Masse verrühren.
- Den Teig mit 2 Esslöffeln in Muffinförmchen geben und bei 180°C etwa 15-20 Minuten backen.
- Nach dem Abkühlen z.B. mit Schmand und Zitronenzesten garnieren.

# Himbeer-Muffins

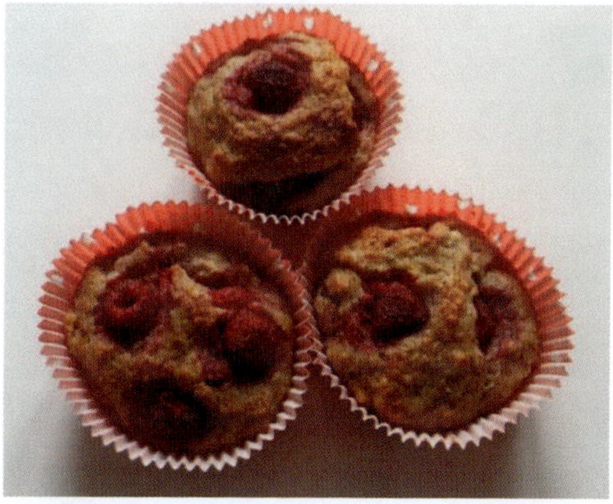

ergibt 12 Stück

*Zutaten:*
100 g gemahlene Haselnüsse, 80 g Mehl, 1 Vanilleschote, 3 Eiweiß, 80 g weiche Butter, 2 TL Hefepulver oder ein halbes Päckchen frische Hefe, 4 große sehr reife Bananen, ca. 120 g Himbeeren

*Zubereitung:*
- Die Vanilleschote auskratzen und alle Zutaten bis auf die Himbeeren und Bananen miteinander verrühren.
- Die Bananen mit einer Gabel zerdrücken, dazugeben und nochmals alles gut verrühren.
- Den Teig anschließend auf die 12 Förmchen geben und etwa 3-4 Himbeeren in den Teig drücken.
- Die Muffins 15-20 Minuten bei 180°C Ober- und Unterhitze backen.

## Bananen-Kiwi-Tartelettes

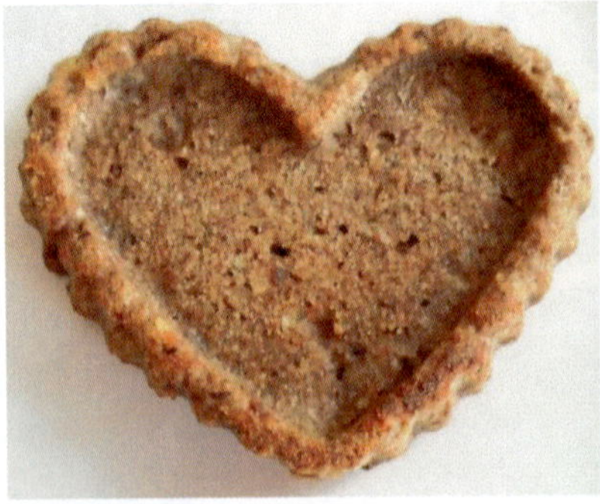 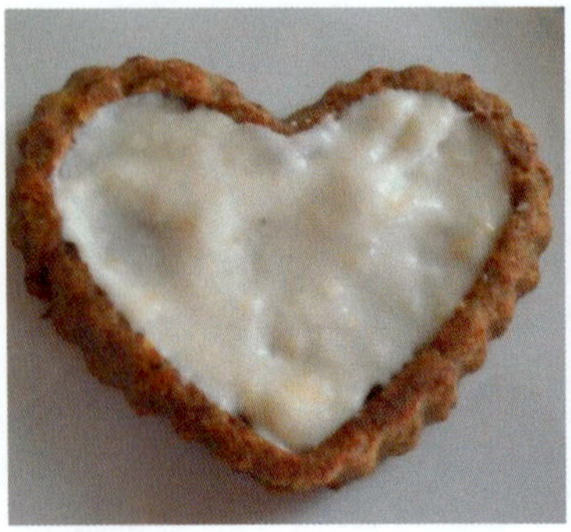 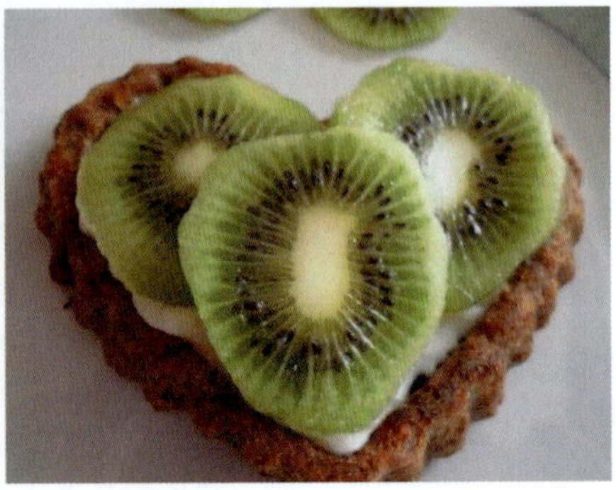

für 2 Herz-Tartelettes (10 x 12 x 2 cm)

*Zutaten:*
*Boden:* 5 Datteln, ¾ Banane (Rest der Banane wird für den Belag benötigt), 2 EL gemahlene Mandeln, 1 Prise Salz, 1 Prise Zimt

*Belag:* ¼ Banane (Rest der Banane – siehe oben), 1 TL Kokosnussmilch, 1 Kiwi

*Zubereitung:*

- Die Datteln mit der Banane pürieren. Mandeln, Salz und Zimt hinzufügen und gut vermischen.
- Die Teigmasse dann in die zwei Herz-Tartelettes Förmchen drücken.
- Ca. 10-15 Minuten bei 180 °C backen. Tartelettes abkühlen lassen.
- Für den Belag die Banane mit der Kokosnussmilch pürieren. Auf die Tartelettes streichen und mit Kiwischeiben belegen. Sofort servieren.

## Honig-Dinkel-Tartelette Kiwi Melone

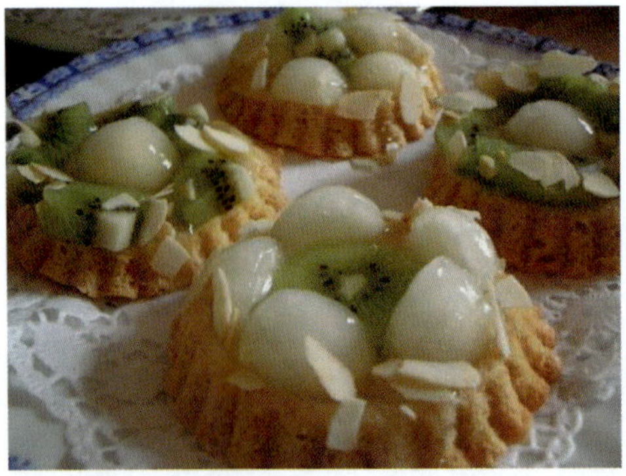

ergibt 4 Stück

*Zutaten:*
30 g fester Honig, 1 Ei, 1 Prise Salz, 30 g Vollkornmehl (Dinkel oder Weizen), 1 Kiwi, einige ausgestochene Melonenkugeln, Mandelblättchen geröstet zum Garnieren, evtl. ½ Päckchen Tortenguss

*Zubereitung:*

- Den Honig in einer schmalen hohen Rührschüssel abwiegen. Das Ei zugeben und zusammen mit dem Salz zu einer weiß-cremigen Masse schlagen. Das Mehl rasch unterheben (nicht zu lange schlagen, damit der Schaum nicht wieder zusammenfällt).
- Die gut mit Butter oder Margarine gefetteten Tartelettеförmchen (oder ungefettete Silikonförmchen) mit der Schaummasse füllen und bei 180-200°C ca. 15 Minuten im vorgeheiztem Backofen backen.
- In der Form auskühlen lassen und auf eine Tortenplatte geben.
- Die Tartelettes mit dem Obst belegen und mit Tortenguss (1/2 Päckchen nach Packungsaufschrift zubereiten und evtl. mit etwas Honig süßen) bestreichen.

## Käsekuchen-Tartelettes ohne Boden

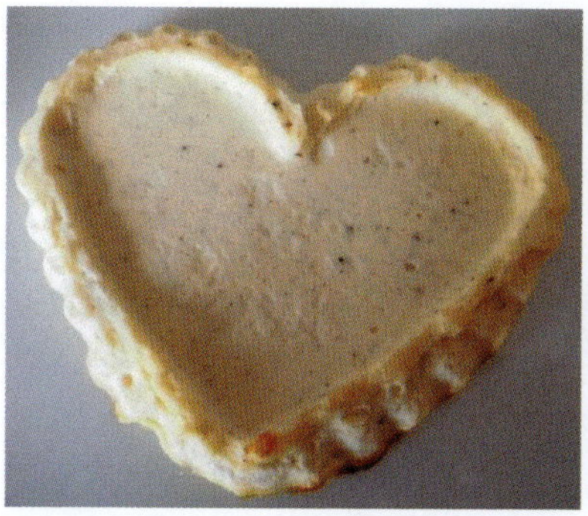 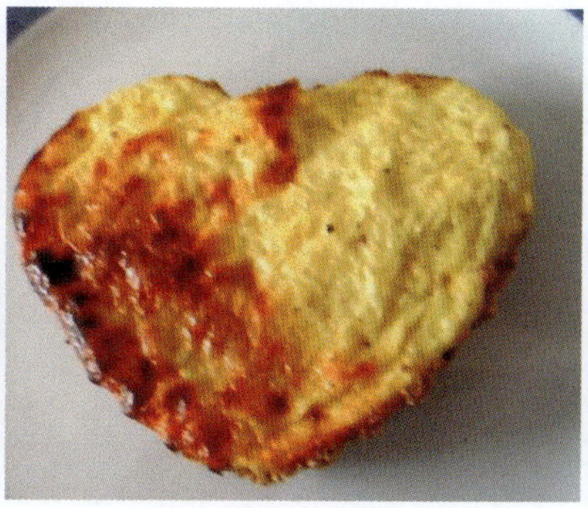 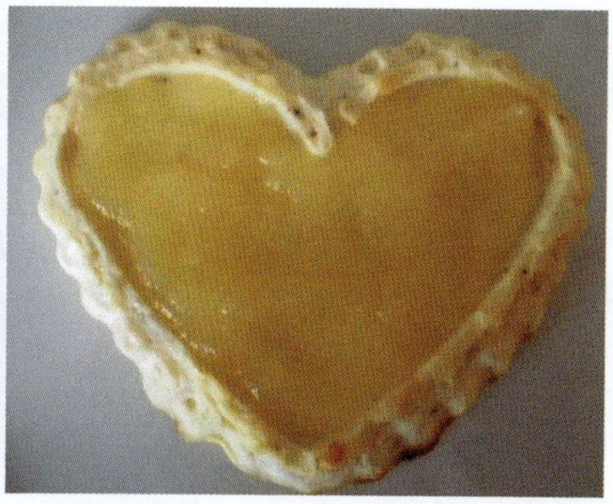

Ergibt 3 Stück Herz-Tartelettes 10 x 12 x 2 cm

*Zutaten:*
250 g Magerquark, 1 Ei, ½ TL Bourbon-Vanille, 1 EL Ahornsirup oder Agavendicksaft

*Zubereitung:*

- Alle Zutaten verrühren und in die Tartelettes-Förmchen füllen.
- Bei 180 °C 20-25 Minuten backen. Wichtig bei Käsekuchen ist immer: Nicht vorzeitig die Ofentüre öffnen, sonst fällt der Kuchen zusammen!
- Nach dem Backen abkühlen lassen und dann z.B. mit selbst gemachten Apfelmus oder einem rotem Beerenpüree (toller Farbkontrast) bestreichen.

# Süßes Brot / Süße Brötchen

## Schnelle Vollkorn-Rosinenbrötchen mit Quark

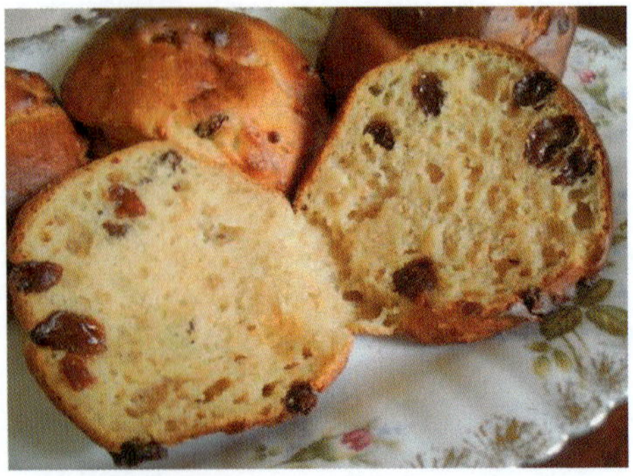

ergibt 10 Stück

*Zutaten:*
250 g Vollkornmehl (Weizen oder Dinkel), 1 Backpulver (Weinstein), 1 Prise Salz, 250 g Magerquark, 1 geh. EL Honig, 2 Eier, 3 EL Rosinen

*Zubereitung:*

- Das Mehl mit dem Backpulver und dem Salz verrühren
- Alle weiteren Zutaten bis auf die Rosinen zufügen und gut verrühren, die Rosinen unterheben.
- Mit 2 EL Häufchen auf ein vorbereitetes Backblech setzen bei 200°C etwa 25 Minuten backen.

## Süßes Frühstücksbrot

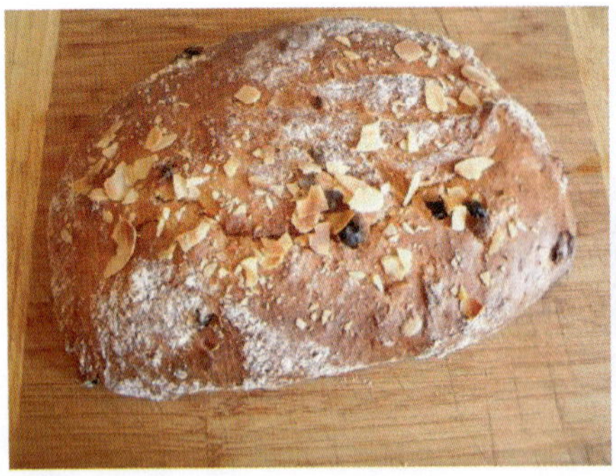

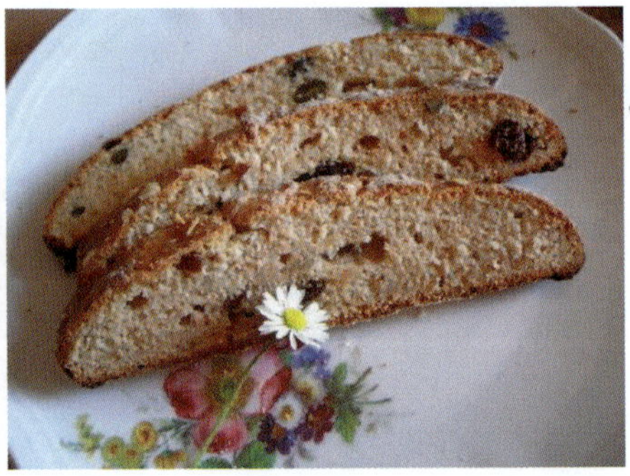

Für ein kleines Brot

*Zutaten:*
250g Dinkelvollkornmehl, 1/4 TL Salz, 2 EL Sonnenblumenkerne, 2 EL Rosinen, 1 EL Pistazien oder Mandelstifte, ½ Würfel Hefe (oder ½ Päckchen Trockenhefe), 200 ml lauwarme Milch, 1 EL Honig, 50 g flüssige Butter

*Zubereitung:*

- Das Mehl mit dem Salz, den Sonnenblumenkernen, den Rosinen und den Pistazien vermengen.
- Die Hefe mit der lauwarmen Milch und dem Honig verrühren, bis sich alles aufgelöst hat.
- Die Milchmischung mit der flüssigen Butter zur Mehlmischung geben und alles mit einem Holzlöffel verrühren (es wird kein fester Teig, sondern ein recht weicher, flüssiger).
- Die Teigmasse an einem warmen Ort gehen lassen, bis sie sich stark vergrößert hat.
- Auf ein gut bemehltes Backblech geben, mit einem Teigschaber zu einem Brotlaib formen und sofort in den auf 200°C vorgeheizten Backofen geben. Etwa 30 Minuten backen.

Das Brot kann auch in einer kleinen Kastenform gebacken werden.

## Müslibrot

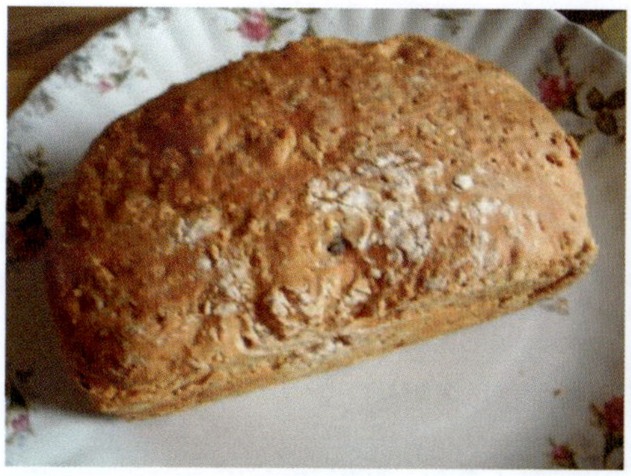

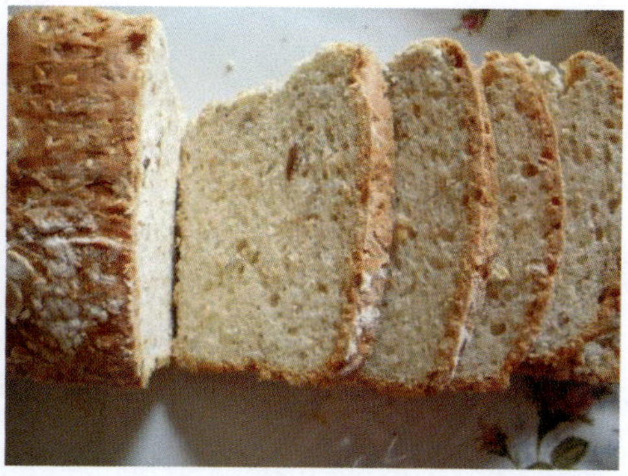

für ein kleines Brot

*Zutaten:*

250 g Dinkelvollkornmehl, ½ Päckchen Trockenhefe oder ½ Würfel Hefe, ½ TL Salz, 200 ml Milch, 3 EL Öl, 100 g Vollkornmüsli gemischt (oder selbst hergestellt aus Haferflocken, Leinsamen, Rosinen, etc.)

*Zubereitung:*

- Das Mehl mit den weiteren Zutaten mit den Knethaken des Handrührgerätes zu einem glatten Teig rühren und gehen lassen, bis er sich deutlich vergrößert hat.
- Nochmal durchkneten und in eine gefettete Kastenform eingefüllt erneut ca. 30 Minuten gehen lassen.
- Bei 200°C etwa 30-35 Minuten backen.

# Schokoladiges

## Brownies

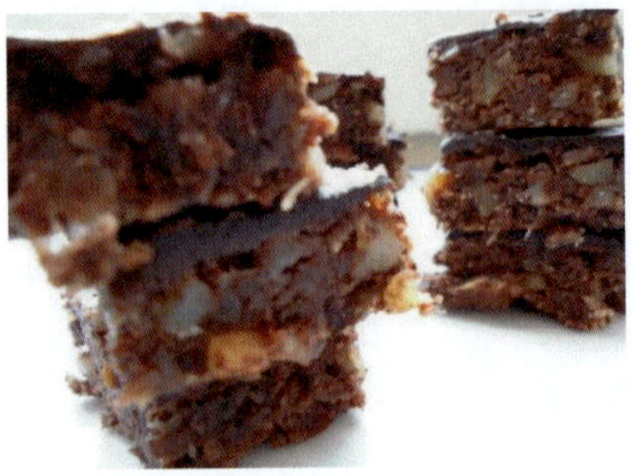

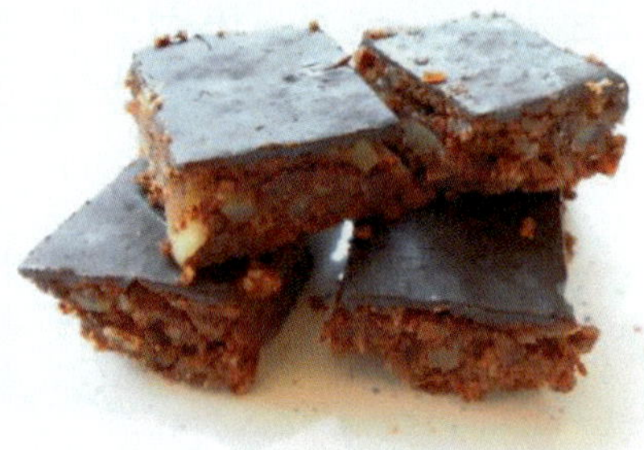

für ca. 10 Stück

*Zutaten Brownie:*
6 Datteln, 1 EL Kakaopulver, 1 TL Zitronensaft, 1 EL Agavendicksaft, 1 Prise Salz, 1 - 2 EL Wasser, 20 g gemahlene Haselnusskerne, 20 g gemahlene Mandeln

*Zubereitung Brownie:*

- Datteln, Kakaopulver, Zitronensaft, Agavendicksaft, Salz und 1 EL Wasser pürieren.
- Mit den gemahlenen Nüssen verrühren und evtl. noch etwas Wasser hinzugeben. Es entsteht ein klebriger Teig, den man in eine kleine Auflaufform oder auf ein Backblech flach streicht (vorher mit Backpapier auslegen).
- Bei 180°C für ca. 15 Minuten im Ofen backen und danach auskühlen lassen.

*Zutaten Schokoguss:*
½ reife Avocado, 1 TL Kakaopulver, 1 EL Agavendicksaft, 1 Msp Bourbon-Vanille, 1 - 2 EL Wasser

*Zubereitung Schokoguss:*

- Für den Schokoguss püriert man alle o.g. Zutaten miteinander. Auch hier evtl. noch etwas Wasser hinzufügen, damit eine streichfähige Schokoglasur entsteht (nicht zu flüssig).
- Den Guss dann auf den ausgekühlten Brownie verteilen und wieder kühl stellen.
- Sobald der Schokoguss fest ist, kann man den Browniekuchen in kleine Würfel schneiden. Dazu passt leckere Cashew-Creme oder ist natürlich auch so ein schokoladiger Genuss.

Wer die Brownies etwas bissfester möchte, kann z.B. (wie auf dem Foto) gestiftelte Mandeln anstatt gemahlenen Mandeln nehmen.

**Tipp: Schokolierte Früchte**
Diesen Schokoguss kann man auch zum Schokolieren von Früchten verwenden. Einfach 1-2 EL Wasser extra mitpürieren, um ihn etwas flüssiger zu machen und dann aufgespickte Früchte wie Erdbeeren, Bananen, Kiwi etc. eintauchen und kühl trocknen lassen.

# Mousse au chocolat

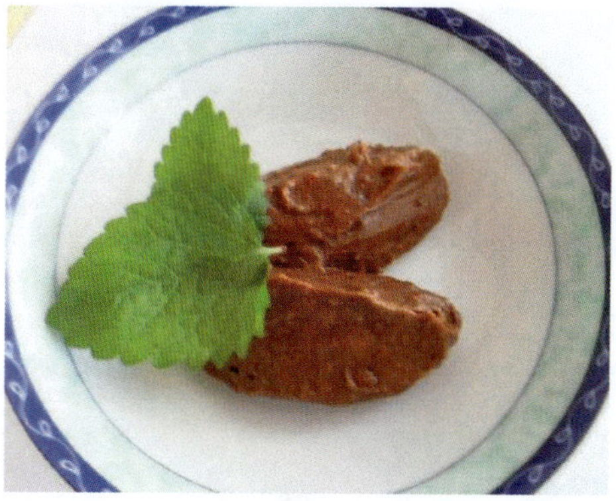

Für 2 - 3 Portionen

*Zutaten:*
1 Avocado, 7 getrocknete Datteln, 100-150 ml kaltes Wasser (evtl. nochmal 50 ml zugeben), 1 EL Ahornsirup, 1 EL Kakao, 1 Prise Salz, 1 Msp. Bourbonvanille

*Zubereitung:*
- Das Fruchtfleisch der Avocado in die Küchenmaschine / den Blender geben.
- Die Datteln hinzufügen und alles zerkleinern.
- Wasser, Ahornsirup, Kakao, Salz und Vanille hinzufügen und alles pürieren.
- Je nach Konsistenz noch etwa 50 - 100 ml Wasser hinzugeben, bis die Masse eine schöne Mousse ergibt. In Schälchen füllen (z.B. Nocken ausstechen) und mind. 1 Stunde in den Kühlschrank stellen. Deko-Tipp: Mit Minze verzieren.

# Schoko-Pudding

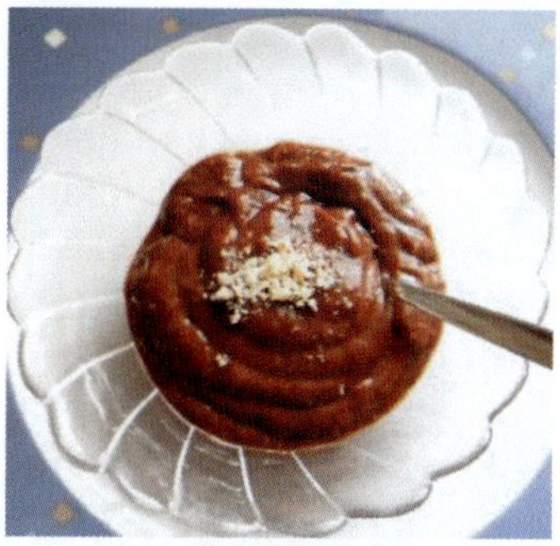

1 Portion - Dieser Schokopudding ist schnell zubereitet und schmeckt lecker.
Auch gut geeignet für die kleinen Naschkatzen!

*Zutaten:*
1 Banane, ¼ Avocado, 1 TL Kakao, Msp. Vanille

*Zubereitung:*
- Alle Zutaten mit Zauberstab oder Küchenmaschine fein pürieren.
- Den Pudding in Schälchen füllen und mit gemahlenen Haselnüssen oder Mandeln dekorieren.

# Süße Teilchen

## Apfel-Quarkstücke

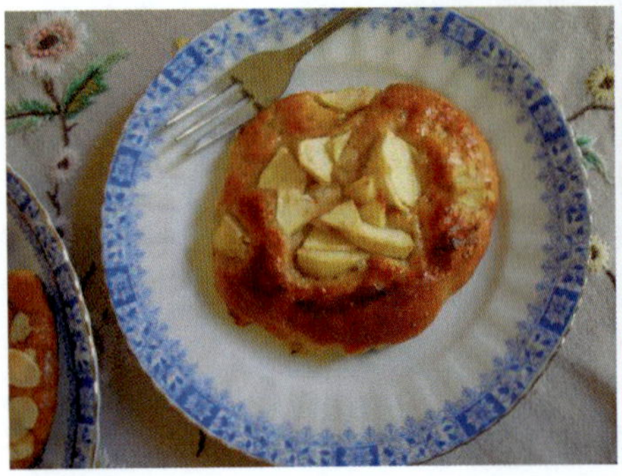 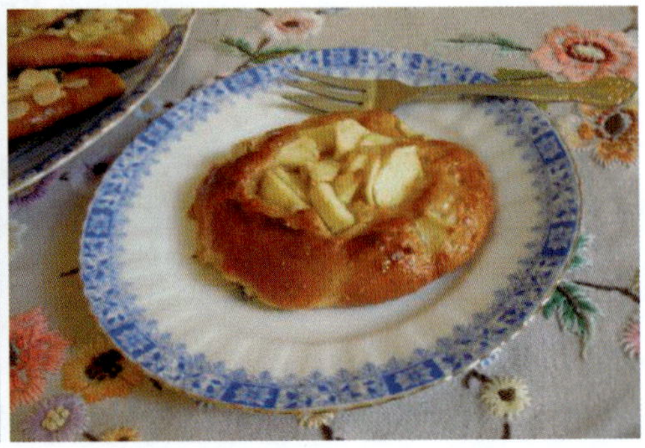

ergibt 9 Stück

<u>*Zutaten:*</u>
200 g Dinkelvollkornmehl, 1 Prise Salz, 1 Päckchen Weinsteinbackpulver, 200 g Magerquark, 2 Eier, 1 Eiweiß, evtl. etwas Milch oder Wasser, sollte der Teig zu fest sein

*Zum Belegen (oder unter den Teig heben):* 3 Äpfel, 2 TL Honig, eine gute Prise Zimt

*zum Bestreichen:* 1 Eigelb mit etwas Milch verrührt, 1 guter TL Honig zum Bestreichen nach dem Backen
Mandelblättchen zum Bestreuen

<u>*Zutaten:*</u>

- Das Mehl mit dem Salz und dem Backpulver gut mischen, Quark und weitere Zutaten zufügen und zu einer glatten schwer vom Löffel reißenden Masse verrühren.
- Die Äpfel schälen, vierteln, das Kerngehäuse entfernen. Erst in Achtel und dann in Scheiben schneiden. Die Apfelscheiben mit etwas Honig und einer guten Prise Zimt verrühren.
- Mit dem Esslöffel etwa 9 Häufchen auf das vorbereitete Backblech geben. Häufchen mit der Eiermilch bestreichen und mittig die Äpfel verteilen. Mit Mandelblättchen bestreuen.
- Wer möchte kann die Äpfel auch unter den Teig mischen und dann Häufchen aufs Backblech setzen.
- Bei 180-200°C im vorgeheizten Backofen etwa 20-25 Minuten backen.
- Den Honig in einer Tasse in der Mikrowelle oder in einem kleinem Topf auf dem Herd kurz erwärmen und mit einem Backpinsel auf die noch heißen Gebäckstücke insbesondere auf die Äpfel streichen.

# Fruchtiger Windbeutelring mit Quark

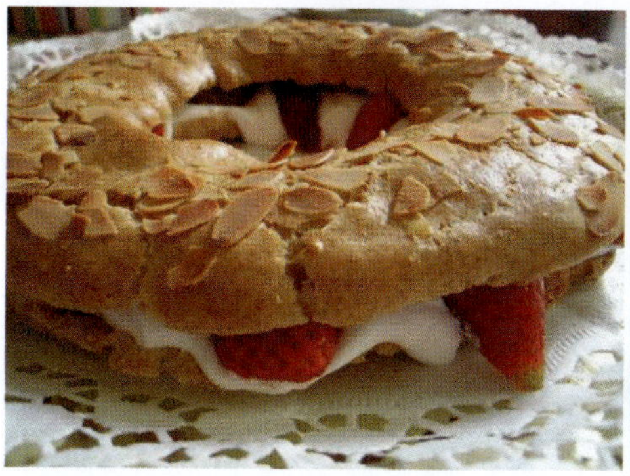 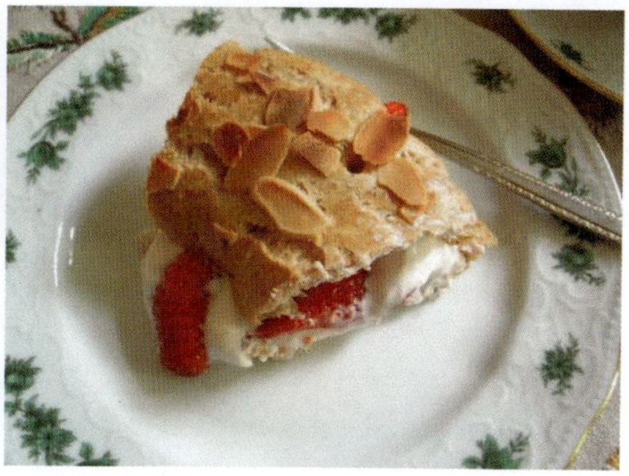

etwa 6-8 Portionen / Erdbeeren evtl. schon über Nacht ziehen lassen (siehe Zubereitung)

*Zutaten:*
*für den Windbeutel:*
1/8 l Wasser, 25 g Butter oder Margarine, 1 Prise Salz, 75 g Weizenvollkornmehl, 2- 3 Eier je nach Größe der Eier (2 große oder 3 kleine), Mandelblättchen oder Mandelstifte zum Bestreuen.

*Für die Füllung:*
300 g Magerquark, 1-2 EL Honig, Birnendicksaft oder Ahornsirup zum Süßen
Früchte wie Erdbeeren, Bananen, Kiwi, oder gemischte Früchte
Bei Früchten die anlaufen könnten wie z.B. Bananen noch etwas Zitronensaft über die geschnittenen Früchte geben.

*Zubereitung:*

- Tipp: Erdbeeren am Tag zuvor vorbereiten und mit Süße wie Honig oder ähnlichem über Nacht ziehen lassen. Dann die gezogene Flüssigkeit zum Süßen des Quarks verwenden.
- Das Wasser mit dem Fett und der Prise Salz zum Kochen bringen. Das Mehl zufügen und mit einem Holzlöffel rühren, bis sich ein zusammenhängender Kloß gebildet hat. Vom Herd ziehen und ein paar Minuten abkühlen lassen.
- Die Eier nacheinander unterschlagen, jeweils so lange bis sich wieder eine homogene Masse gebildet hat. Der fertige Teig soll stark glänzen.
- Den fertigen Teig in einen Spritzbeutel oder eine Tortenspritze geben und auf einem mit Backpapier ausgelegtem Backblech einen 3 cm breiten Ring spritzen (man kann zuvor auf der Rückseite des Backpapieres einen Ring mit Durchmesser 15-20 cm aufmalen). Sollte der Teig nicht aufgebraucht sein, eine 2. Schicht auf die erste geben. Mit Mandelblättchen bestreuen
- Bei 200°C etwa 30 Minuten im vorgeheizten Backofen backen. Achtung: Die Backofentür darf auf keinen Fall zwischendurch geöffnet werden, dann fällt der Windbeutel in sich zusammen!
- Den abgekühlten Windbeutelring mit einer Schere rundherum aufschneiden, so dass ein Deckel und ein Unterteil entsteht.
- Den Quark (und den Schmand) mit der gewählten Süße cremig rühren, abschmecken und auf dem unteren Teil des Windbeutelringes verteilen. Mit Früchten belegen und das obere Teil auflegen.

Windbeutel nach Möglichkeit frisch zubereiten.

## Honig-Zimtschnecken

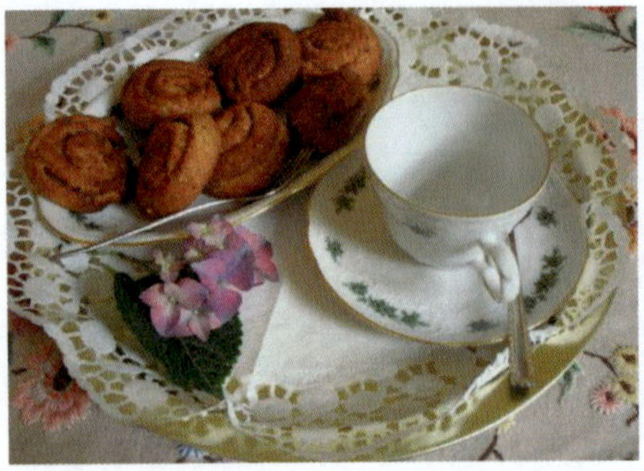 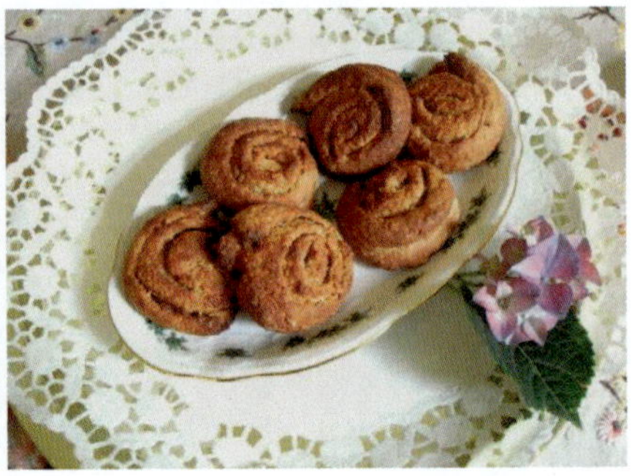

ergibt 6-7 Stück

Zutaten:
Für den Quark-Ölteig: 100 g Dinkelvollkornmehl, 1 geh. TL Weinsteinbackpulver, 1 Prise Salz, 2 EL ÖL, 2 EL Milch, 50 g Quark, 1 TL Honig

zum Bestreichen: 1 geh. TL Butter geschmolzen. 1 geh. TL Honig geschmolzen, Zimt

Zubereitung:

- Die Zutaten für den Quarkölteig in einer Schüssel zu einem Teig verkneten.
- Auf einer bemehlten Arbeitsfläche dünn zum Quadrat ausrollen (ca. 25 x 25 cm). Zunächst mit der geschmolzenen Butter, anschließend mit dem leicht erwärmten Honig bestreichen und mit Zimt bestreuen.
- Von einer Seite her zu einer Rolle aufwickeln. 3 cm breite Scheiben abschneiden, diese in der Handfläche zu 1 cm Höhe flachdrücken.
- Auf ein vorbereitetes oder mit Backpapier ausgelegtes Backblech geben und bei 180-200 °C etwa 15-20 Minuten im vorgeheizten Backofen backen.

## Ingwer-Müsli-Häufchen

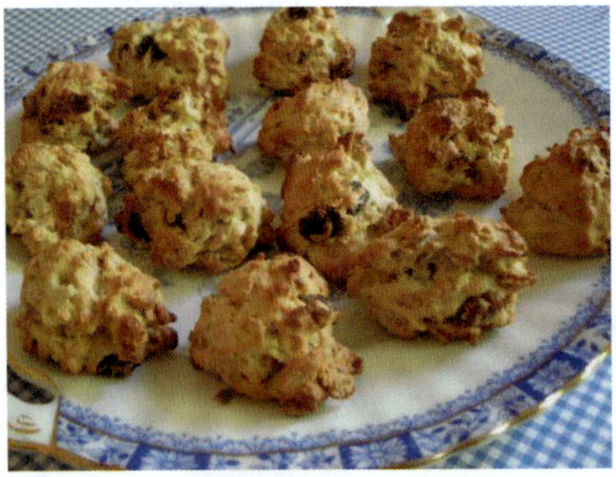

Für 1 Blech / ca. 20 Stück

*Zutaten:*
100 g Dinkelvollkornmehl, 1 TL Weinsteinbackpulver, 1 Prise Salz, 1 Ei, 50 g Butter, 1 EL Honig, 3 cm frische Ingwerknolle geschält und fein gehackt, 150 g Bio-Vollkornmüsli (z.B. Seitenbacher, oder wieder eigene Mischung aus Haferflocken, Leinsamen, Rosinen)

*Zubereitung:*

- Das Mehl mit dem Backpulver und der Prise Salz vermengen. Mit dem Ei, Butter und dem Honig zu einer glatten Masse verrühren. Den Ingwer unterheben.
- Das Müsli dazuwiegen und mit einem Teigschaber gut untermengen.
- Mit 2 Teelöffeln Häufchen auf ein mit Backpapier ausgelegtes Backblech geben und die Plätzchen 10-12 Minuten bei 180- 200°C im vorgeheiztem Backofen backen.

## Mini-Windbeutel mit fruchtiger Joghurtfüllung

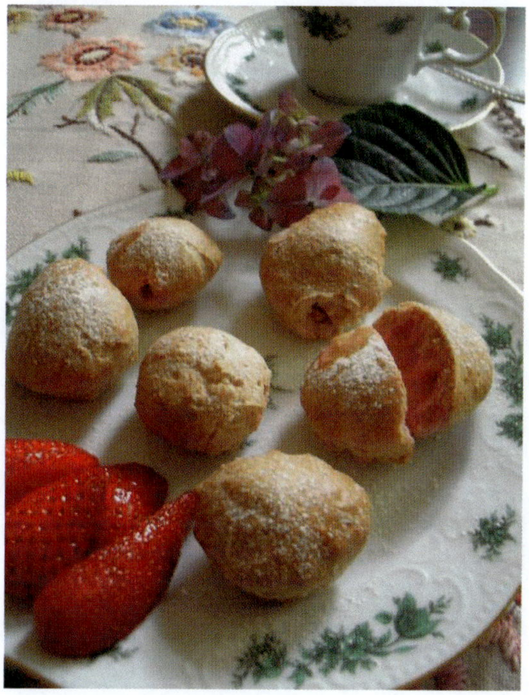

*Zutaten:*

*Für die Windbeutel:* 1/8 l Wasser, 25 g Butter oder Margarine, 1 Prise Salz, 75 g Weizenvollkornmehl, 2 Eier

*Für die Füllung:* 150 g Früchte (z.B. Erdbeeren, Himbeeren,…), 50 g Joghurt, 5 g oder 3 Blatt Gelatine

*Zubereitung:*

- Das Wasser mit dem Fett und der Prise Salz zum Kochen bringen. Das Mehl zufügen und mit einem Holzlöffel rühren, bis sich ein zusammenhängender Kloß gebildet hat. Vom Herd ziehen und ein paar Minuten abkühlen lassen.
- Die Eier nacheinander unterschlagen, jeweils so lange bis sich wieder eine homogene Masse gebildet hat. Der fertige Teig soll stark glänzen.
- Mit 2 Teelöffeln kleine Häufchen mit ausreichend Abstand auf das mit Backpapier ausgelegte Backblech geben und im vorgeheizten Backofen 25 Minuten bei 200°C backen. Achtung: Die Backofentür unter keinen Umständen vor Ablauf der Backzeit öffnen, dann fallen die Windbeutel in sich zusammen!!!
- Inzwischen die Gelatine einweichen, die Früchte pürieren und mit dem Joghurt verrühren.
- Die eingeweichte Gelatine erwärmen (nicht kochen) bis sie flüssig ist und unter Temperaturausgleich in die Frucht-Joghurtmasse rühren. Die Masse in den Kühlschrank stellen.
- Die fertigen Mini-Windbeutel abkühlen lassen. Die Fruchtfüllung in einen Spritzbeutel oder eine Tortenspritze mit Einfülltülle geben. Die Einfülltülle in die Windbeutel stechen und die Masse einspritzen.

Nach Belieben ganz zart mit fein gemahlenem Rohrzucker bestäuben.

## Kernige Hafer- Kokosmakronen mit Quark

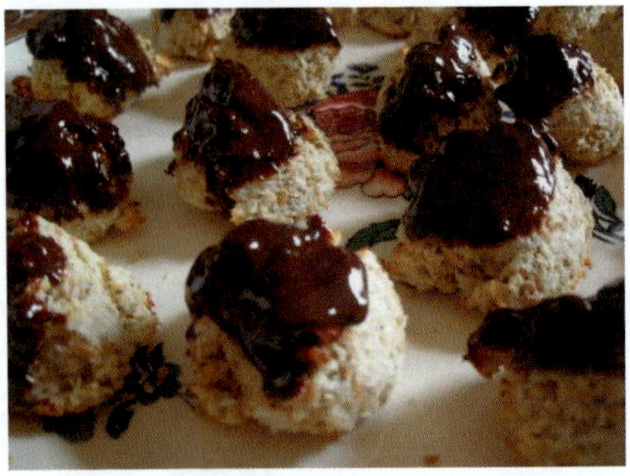

Für ein Blech

*Zutaten:*
50 g Sesam, 50 g Leinsaat (gold), 100 g kernige Haferflocken, 100 g Kokosraspeln, 50 g Butter, 1 Ei, 1 Prise Salz, 100 g Honig, 200 g Quark

*Zubereitung:*

- Alle Zutaten direkt in eine Schüssel wiegen und mit dem Handrührgerät zu einer teigigen Masse verrühren.
- Mit 2 Teelöffeln Nocken formen und auf ein mit Backpapier ausgelegtes Backblech geben.
- Bei 180-200°C etwa 15-20 Minuten im vorgeheizten Ofen backen. Zwischendurch kontrollieren, ob die Makronen nicht zu dunkel werden. Gegebenenfalls die Temperatur etwas reduzieren.
- Nach Belieben nach dem Abkühlen noch mit der Spitze in geschmolzene Zartbitterschokolade (50 g Zartbitter) bzw. einer Schokolade ohne Zucker z.B. mit Xylit oder dem Schokoguss wie bei der Brownie-Glasur beschrieben tauchen.

## Mandelkleckse

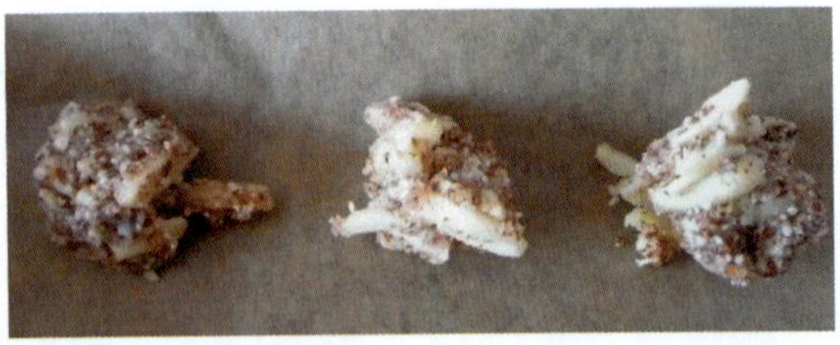

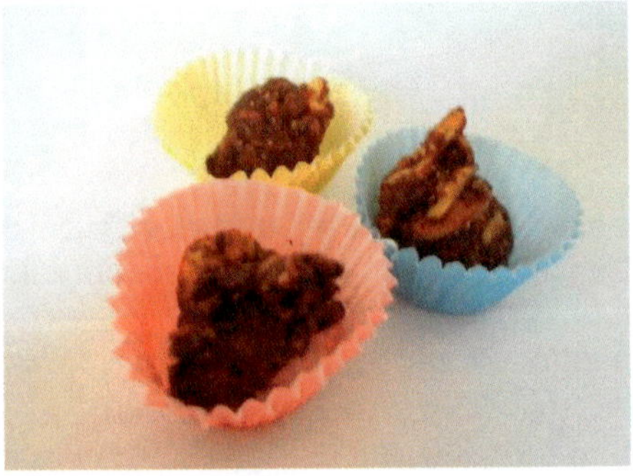

Ergibt 8 - 10 Stück / Schmeckt nach gerösteten Mandeln!

*Zutaten:*
3 EL gemahlene Mandeln, 3 EL Mandeln gestiftelt oder gehackt, 1 EL Honig

*Zubereitung:*

- Mit dem Löffel vermengen und kleine Kleckse auf das Backblech setzen.

# Eis

## Wassermelonen-Weintrauben Eis am Stiel

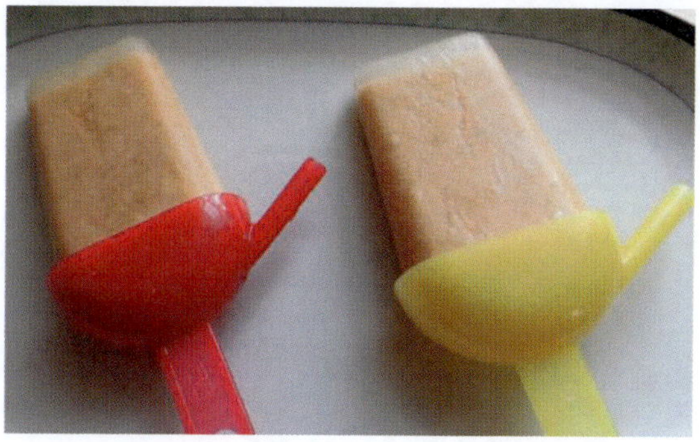

Für 2 Eisformen

*Zutaten:*
100 g Wassermelone, 100 g grüne, kernlose Weintrauben, 1 EL Kokosnusswasser

*Zubereitung:*
- Alle Zutaten miteinander pürieren, in Eisformen füllen und für mindestens 6 Stunden in den Gefrierschrank stellen.

Zum schnellen Herauslösen aus der Form einfach kurz unter warmes Wasser halten.

## Fruchtschnee

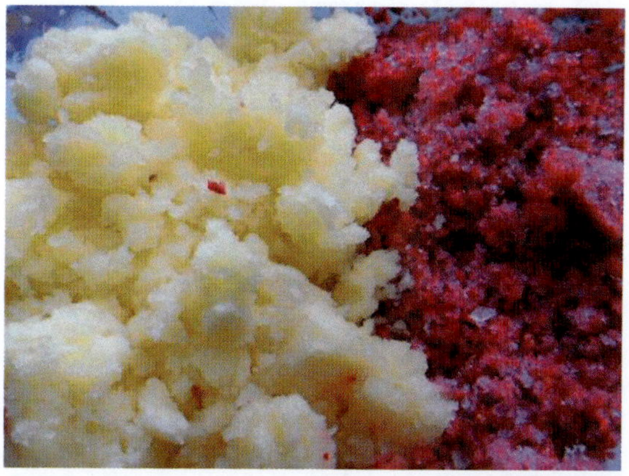

*Zutaten:*
1 Tasse gefrorene Früchte, 2-3 Eiswürfel aus dem Saft von süßem Obst wie z.B. einer Orange oder (nicht nachgesüßtem) Apfelsaft

*Für schöne Farbkontraste:*
Gelb: Ananas / Orange: Orange / Grün: Kiwi, grüne Stachelbeeren / Rot: Himbeeren, Erdbeeren, rote Stachelbeeren / Dunkelrot-blau: Blaubeeren

*Zubereitung:*
In einer Küchenmaschine oder einem Blender zu Fruchtschnee verarbeiten.
Schmilzt schön auf der Zunge ☺

## Soft-Eis Erdbeere

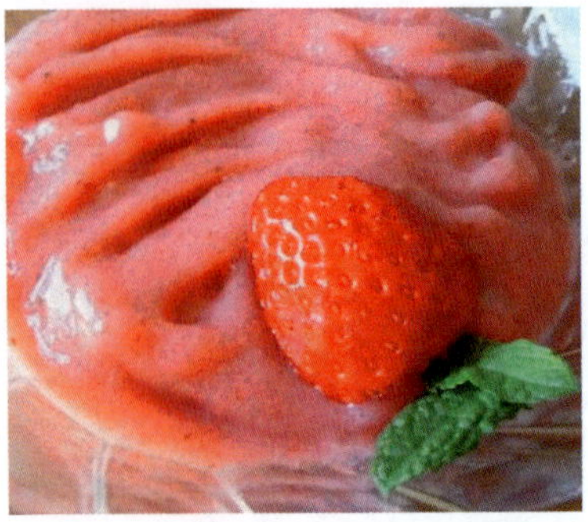

Für 1 Portion

*Zutaten:*
100 g gefrorene Bananenstücke (ca. 1 cm dick), 50 g frische, reife Erdbeeren, 1 EL Zitronensaft, 1 Msp. Vanille, evtl. etwas Zimt

*Zubereitung:*
- Die Erdbeeren mit dem Zitronensaft pürieren. Dann nach und nach die Bananenstücke zugeben und pürieren bis eine dicke, cremige Eismasse entsteht. Sofort genießen.

Das kann man dann natürlich mit allen möglichen frischen Früchten ausprobieren und man erhält viele Geschmacksrichtungen.

Mein Tipp: Banana Split-Softeis
Rezept siehe oben, nur die frischen Erdbeeren durch Bananen ersetzen und 1 TL Kakao dazu.

## Buntes Früchte-Eis am Stiel

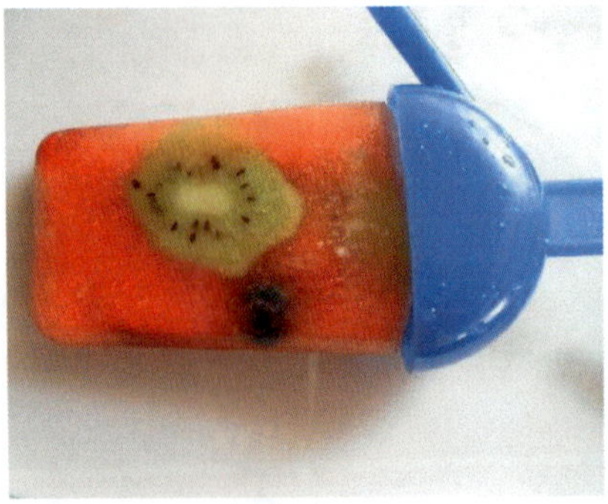

Für 2 Eisformen / Zum schnellen Herauslösen aus der Form einfach kurz unter warmes Wasser halten.

*Zutaten:*
120 g Wassermelone, 1 Erdbeere und 1 Kiwi und ein paar Heidelbeeren als fruchtige Einlage

*Zubereitung:*
- Die Erdbeere und Kiwi in Scheiben schneiden.
- Jeweils 2 Obstscheiben und ein paar Heidelbeeren in die Eisformen füllen.
- Die Wassermelone pürieren und mit diesem Fruchtpüree die Eisform auffüllen. Deckel mit Stiel aufsetzen und mind. 6 Stunden in den Gefrierschrank stellen.

# Pancakes / Waffeln

## Buchweizen Pancakes (z.B. mit Naschbeeren/Heidelbeeren oder Ananas)

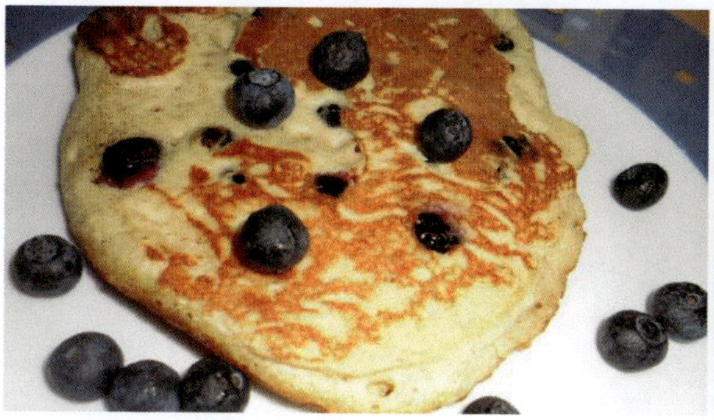
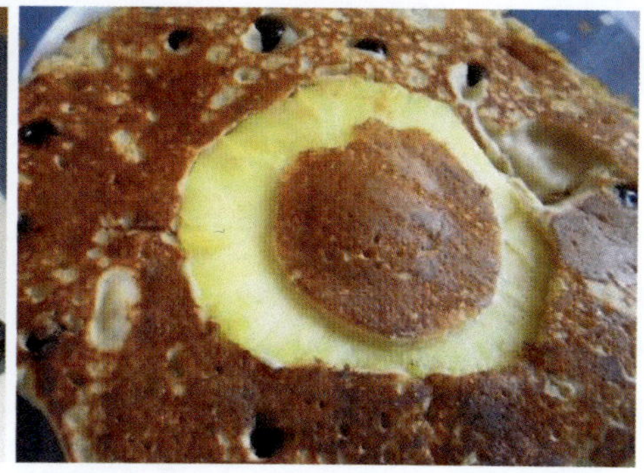

Für 8 kleine Pancakes

*Zutaten:*
2 Eier (Dotter + Eiklar trennen), 150 ml Buttermilch, 3 EL Ahornsirup, 1 Prise Salz, 100 g Buchweizen-vollkornmehl, 1 EL Weizenvollkornmehl, 1 TL Backpulver, Butter zum Ausbacken

*Zubereitung:*

- Die Eier trennen. Den Dotter mit der Buttermilch und dem Ahornsirup verquirlen.
- Dann das Eiklar mit einer Prise Salz steif schlagen.
- Die trockenen Zutaten vermischen und zusammen mit dem flüssigen Buttermilch-Dotter-Gemisch zu einem glatten, etwas klebrigen Teig verrühren.
- Das steif geschlagene Eiweiß unterheben.
- In einer Pfanne etwas Butter zum Schmelzen bringen. Mit einem Esslöffel Teigkleckse in die Pfanne setzen.
- Jetzt kann man die gewünschten Früchte wie z.B. Heidelbeeren, Ananas, Äpfel etc. in den Teig leicht eindrücken. Auf einer Seite langsam goldbraun anbraten und nach ca. 5 Minuten wenden (Temperatur reduzieren, damit der Pancake durchziehen kann).

Man kann Ahornsirup dazu reichen bzw. dazu passt auch Apfelmus. Ich empfehle viele Früchte in den Teig zu backen für einen saftigen, fruchtig-süßen Geschmack.

# Buchweizenwaffeln

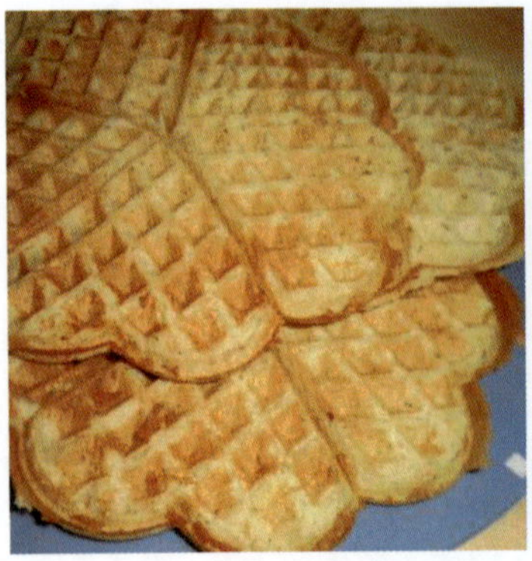

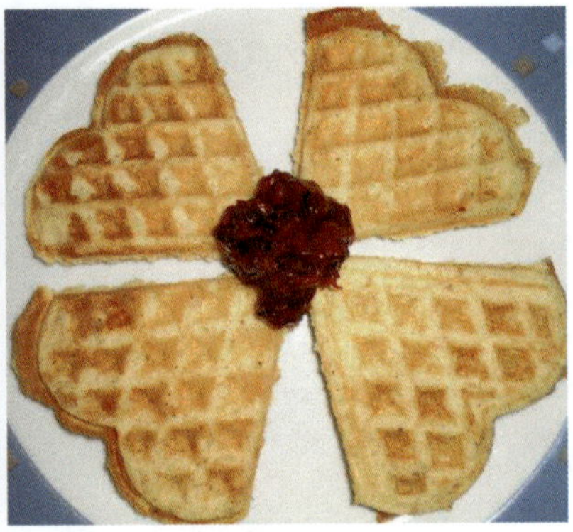

Für ca. 5 Waffeln

*Zutaten:*
250 ml Buttermilch, 20 g flüssige Butter, 2 Eier, 1 Prise Salz, 1 Prise Vanille, 1 EL Honig, 50 g geriebenen Apfel oder 3 getrocknete Aprikosen püriert (für noch etwas mehr Fruchtsüße), 100 g Buchweizenvollkornmehl, 50 g Weizenvollkornmehl (oder Dinkel), 1 TL Backpulver

*Zubereitung:*

- Buttermilch, Butter, Eier, Salz, Vanille, Honig und die gewählte Fruchtsüße gut miteinander verrühren.
- Die Mehle und das Backpulver mischen und dann alle Zutaten zu einem glatten Teig verrühren.
- ½ bis 1 Stunde quellen lassen und dann im eingefetteten Waffeleisen backen. Bitte beachten: Der Teig geht im Waffeleisen auf, also beim ersten Befüllen mit einer kleineren Portion (1 EL) ausprobieren.

Dazu passt z.B. selbstgemachte Pflaumenmarmelade.

# Marmelade / Apfelmus

## Pflaumenmarmelade

Ergibt 1 Glas

*Zutaten:*
200 g Pflaumen, 2 EL Honig, 1 Msp. Zimt

Zubereitung:

- Pflaumen waschen, entsteinen, in Hälften oder kleinere Stücke schneiden.
- Alle Zutaten in einem Topf ungefähr 30 Minuten bei mäßiger Hitze köcheln lassen und mehrmals umrühren. Das Pflaumenmus wird immer fester bis eine stückige Marmelade entsteht. Falls man lieber eine Marmelade ohne Stückchen möchte, das Mus einfach pürieren.
- Noch heiß in ein Glas füllen. Abgekühlt dann im Kühlschrank aufbewahren.

Mit diesem Rezept lassen sich auch Marmeladen aus anderen Früchten herstellen z.B. Orangen, Erdbeeren, Stachelbeeren usw.

## Rohes Apfelmus

Zutaten:
ca. 200 g Äpfel, 1 TL Honig, Etwas Zimt

Zubereitung:
Äpfel klein reiben. Honig und Zimt einrühren. Fertig.

## Gekochtes Apfelmus

*Zutaten:*
ca. 200 g Apfelschnitze geschält, Saft ½ Zitrone, 1 TL Honig, Zimt, evtl. 1 Msp. Nelken

*Zubereitung:*
Alle Zutaten in einem Topf für ca. 15 Minuten köcheln lassen, bis die Äpfel weich sind. Man kann sie dann stampfen oder pürieren je nach gewünschter Konsistenz.

Guten Appetit!

7380425R00027

Printed in Great Britain
by Amazon.co.uk, Ltd.,
Marston Gate.